Femmes infertiles

Image de soi et désir d'enfant

Femmes infertiles

Image de soi et désir d'enfant

Cristina MAGGIONI

Préface de

Serge MOSCOVICI

Traduit de l'italien par

Frédérique VISCHETTI

In press

ÉDITIONS IN PRESS
Tél. : 01 43 35 40 32
Fax : 01 43 21 05 00
E-mail : InLine75@aol.com
www.inpress.fr

Maquette : Syntexte

Édition originale en italien :
Il bambino inconcepibile

FEMMES INFERTILES

ISBN 2-84835-090-3

Je remercie le Professeur Serge Moscovici, qui est à l'origine de ce travail et à qui va toute ma gratitude pour m'avoir accueillie comme élève, guidée et éclairée dans la préparation du Doctorat.

Je remercie toutes les personnes et les amis qui ont encouragé ce travail et en particulier le Professeur Cristina Giacobino pour sa collaboration précieuse, intelligente et irremplaçable.

Je remercie enfin toutes les femmes qui ont accepté de raconter leurs souffrances et leurs rêves et qui ont rendu ce livre « concevable ».

Sommaire

Préface
de Serge Moscovici

J'ai une sympathie particulière pour ce livre de Cristina Maggioni. Elle est venue me voir il y a plusieurs années pour exprimer son désir de poursuivre une recherche sur un sujet qui lui tenait beaucoup à cœur. En tant que médecin, elle a été confrontée au problème, sinon au drame de la stérilité qui obscurcit la vie de nombreux couples. Et, parce qu'il touche à la fertilité, valeur suprême de toute civilisation, et à la pérennité d'un nom ou d'une famille, impératif de vie, ce problème dépasse la destinée de l'individu, qu'il soit homme ou femme, homme et femme. Ne pas avoir d'enfants est une des plus vieilles transgressions de la loi divine « croissez et multipliez », mais aussi une des plus vieilles malédictions qui peut frapper un être humain. Dans de nombreuses cultures et religions, la femme stérile peut être répudiée ou remplacée par une autre. On se souvient du récit biblique.

Ne pouvant plus avoir d'enfants, Sara, la femme d'Abraham, lui suggère de prendre pour compagne une esclave qui saura lui en donner un. Je rappelle ces choses très connues pour indiquer la trame symbolique dans laquelle se débat un couple stérile, et d'abord la femme, qui depuis des temps immémoriaux en est le nœud et en porte le stigmate. Justement parce que c'est elle et non l'homme qui est la source de la vie humaine et l'image de la fertilité. L'homme n'est là que pour que ce miracle de la naissance soit possible et qu'il se renouvelle de génération en génération.

Bien sûr notre civilisation scientifique a rectifié le sens de ces croyances et franchi les barrières de la physiologie. Mais ce qui est inscrit dans la psychologie des cultures et des individus continue d'agir sur la pensée et les émotions de chacun. En ce sens, la stérilité n'est pas seulement un problème médical. Et d'ailleurs y a-t-il des problèmes seulement médicaux ou solubles uniquement en terme de médecine ? Je crois que c'est ce doute, né au cours d'une pratique hospitalière, qui inspira Cristina Maggioni et la dirigea vers la psychologie sociale. Mais une psychologie sociale des profondeurs si l'on peut dire. Son travail et son livre touchent une à une les interrogations fondamentales et en ce sens ils sont déjà exceptionnels.

Durkheim écrit quelque part que le corps est notre réalité ultime. Mais une réalité tellement méconnue. Il y a une dizaine d'années Denise Jodelet l'a explorée de façon admirable. Et maintenant Cristina Maggioni éclaire cette réalité ultime à partir d'une expérience concrète, mais combien paradoxale.

Je veux dire de l'expérience d'une absence dans le corps d'un pouvoir qui fait qu'il en soit un. Une absence qui se manifeste sous la forme d'une incommunication séminale de l'homme et de la femme et d'un silence du destin. L'anatomie est le destin certes, mais pour que cela soit, il faut encore un oracle. C'est-à-dire une parole. Cependant, toutes celles qu'a interviewées Cristina Maggioni lui avouent qu'elles ne l'entendent pas, qu'elle est prisonnière d'un mystère. On disait au XIXe siècle que la santé est le silence des organes. Et en ce sens, les femmes répètent que la stérilité n'est pas une maladie. Cependant elles sont inquiètes : le silence de leur corps les effraie comme le silence de l'univers effrayait Pascal. Car elles ont le pressentiment que leur corps, pas plus que l'univers, ne saurait être vide. La santé non plus. Il y aurait beaucoup à dire sur les métaphores, au sens aristotélicien de la santé et de la maladie, du silence et de la parole, du vide et du plein. Mais nous pouvons au moins constater qu'il existe une représentation commune qui rend ces métaphores, c'est-à-dire ces transports de sens, possibles. Comme chacun a pu l'observer en Grèce, les véhicules de transport portent une inscription : Métaphora. Nos représentations aussi sont des véhicules et portent, sans qu'on puisse le voir, la même inscription. Cristina Maggioni en a fait une étude subtile, vivante de ces transports symboliques et de leur parcours dans la biographie intime de chacune des femmes que son destin lui a fait rencontrer. Elle a du talent et son livre en a aussi.

Il faut le reconnaître : ce n'est pas un livre ordinaire.

Mais Cristina Maggioni non plus n'est pas une personne ordinaire. Et on a plaisir à connaître ce livre comme on a plaisir à connaître son auteur.

J'espère qu'il aura beaucoup de lecteurs et fera reconnaître la sincérité et la passion des chercheurs à ceux qui l'ignorent.

Pour une raison très objective : on voit naître dans ce livre, par certains côtés étrange, une pensée originale.

Serge MOSCOVICI

Ce livre recueille les paroles de femmes qui consultent pour infertilité primaire.

Paroles guidées par un questionnaire, mais libres dans leurs réponses. Propos douloureux, criés ou chuchotés, paroles banales ou secrètes.

Les patientes interrogées sont des femmes qui se sont présentées à la consultation de stérilité d'un des Centres Hospitaliers Universitaires de la ville de Milan et qui ont accepté de raconter leur vécu. Leurs propos ont été enregistrés et les textes ont été transcrits et analysés mot par mot.

La méthodologie et la genèse de cette enquête (questionnaires...) ainsi que les références théoriques sont présentées en postface, à la fin de cet ouvrage.

CHAPITRE I

Un enfant, pourquoi ?

UN ENFANT. BEAUCOUP SONT PRÊTS À EN PARLER, à guider les parents de la conception à l'accouchement, de la grossesse à l'éducation, à discuter de ce qui pose problème ; mais qui parle de l'enfant avant qu'il existe, de la question de donner ou non la vie, de l'enfant imaginaire, de celui qui, désiré ou refusé, existe dans nos têtes et dont nous devons forcément tenir compte ?

Bien sûr, il est difficile d'essayer d'en parler en dehors des confidences entre amis, du divan du psychanalyste ou des enquêtes statistiques des démographes, encore plus difficile quand cet enfant n'existe pas réellement. Et pourtant, comme dans le cas des couples infertiles, on dit « qu'on le veut à tout prix ».

Quand nous essayons de comprendre les motivations pour une maternité, nous nous trouvons face à un problème très complexe : à peine commence-t-on à dire que l'on veut un enfant, qu'apparaît immédiatement la difficulté d'expliquer pourquoi ce désir maintenant et pas à un autre moment.

Comme les autres

L'enquête que nous avons conduite dans un Centre médical spécialisé (C.H.U.) auprès de femmes qui se rendaient à la consultation pour infertilité, commence par le questionnement sur : « Pourquoi désirez-vous avoir un enfant ? ».

Mais les réponses obtenues sont restées vagues et évasives : « *parce que c'est normal* », « *parce que c'est naturel* », « *pour être comme tout le monde* », « *parce que c'est beau* ». En somme, des réponses très uniformes : il ne ressort pas de raison personnelle pour ce désir de maternité : tout simplement on est et on veut être comme les autres.

Très souvent les chercheurs qui travaillent sur la stérilité ou la reproduction ne posent pas la question du pourquoi de ce désir d'enfant ; il est tenu pour acquis que cela est normal et universel, que se reproduire est naturel, et les termes **naturel** et **normal** sont utilisés comme synonymes.

Mais déjà apparaît une première équivoque : si est considéré comme **normal** ce qui est accepté dans un groupe, si les comportements habituels fondés sur le sens commun sont normaux, reconnus comme modèles dans un certain groupe culturel, alors il y a confusion entre un état de fait et un jugement de valeur. Encore moins justifiable est l'usage indifféremment de « normal » comme synonyme de « naturel » : c'est un glissement qui ne va pas de soi mais fait référence à la médecine du XVIIIe siècle, quand on supposait justement une **nature** féminine pour laquelle il aurait été *naturel* et inévitable de procréer (Busfield).

Mais le désir de maternité est-il vraiment naturel ? Existe-t-il quelque chose que l'on pourrait appeler **« instinct de reproduction » ?**

La culture actuelle semble montrer clairement que la question n'est pas aussi simple ; il suffit de regarder le débat sur la maternité volontaire, sur l'avortement légal, sur le libre accès à la contraception, pour comprendre qu'engendrer n'est pas un besoin si évident qu'on puisse le dire élémentaire ; et, par ailleurs, nous assistons aujourd'hui à certains choix un temps inconcevables – et de plus peu « naturels » (mères célibataires, mère porteuse, insémination avec donneur, etc.)

Jusqu'à quel point peut-on dire que le désir de maternité correspond à une tendance primitive, et jusqu'à quel point est-il modelé par le contexte socioculturel ?

Un instinct maternel

Même l'éthologie discute l'existence d'un instinct naturel dans le monde animal. Ce que l'on appelle « instinct maternel » semble dépendre en fait d'expériences sensorielles et sociales cumulées ; comme l'ont montré les célèbres observations de Harlow dans les années 1950, l'apprentissage et la socialisation déterminent des comportements que l'on pourrait à première vue juger primaires et instinctifs.

Il semblerait que chez les mammifères le comportement maternel obéisse à deux types de sollicitations : endogène hormonale et exogène comme la vue, le toucher et l'odeur des nouveau-nés ; ainsi, par exemple, la seule présence des petits suffit à induire un comportement maternel chez la rate. Et quand on passe ensuite à l'espèce humaine, la présence du langage introduit certainement une autre dimension à l'aspect instinctif de la relation avec les bébés. L'acquisition du langage permet à l'individu de se placer en position de sujet, de donner à son désir une autre dimension, fantasmatique et symbolique, où la réalité prend les couleurs du rêve et les mots sont plus fondateurs que les pierres dans les maisons anciennes. Bien sûr il faut aussi citer Freud qui, lorsqu'il pose la question de savoir s'il existe chez l'homme quelque chose de comparable à l'instinct animal, ne trouve pas d'équivalent dans les pulsions, mais dans les fantasmes originaires (« Au-delà du principe de plaisir » 1914) ; c'est la recherche d'un signifiant qui mobilise et organise l'enchaînement des désirs (Laplanche-Pontalis).

En somme, la vie sexuelle de l'homme, bien qu'elle partage avec d'autres espèces certains comportements de base, est profondément influencée par les valeurs sociales et les expériences personnelles.

Un désir universel

Pour certaines civilisations le mariage est une obligation et la reproduction la fonction principale du couple. On a même dit que dans toutes les sociétés la stérilité est stigmatisée parce qu'elle représente **un mal** ; parce qu'elle est une menace de rupture dans la transmission culturelle, un risque de réduction du groupe, parce qu'elle véhicule une idée de mort. Sans être fausses, ces affirmations risquent d'être simplistes. Si vraiment le désir d'enfant est considéré comme universel, les modèles de reproduction varient au contraire d'une société à l'autre, d'une ethnie à l'autre, d'une époque à l'autre. La fertilité et son contrôle ne sont alors ni similaires ni comparables. Même si dans certaines sociétés la mortalité élevée est accompagnée d'une reproduction virtuellement sans limites, il est toutefois rare qu'une société ne contrôle pas sa fécondité, non seulement dans l'Europe contemporaine mais aussi dans les sociétés primitives.

La baisse de la natalité dans la société traditionnelle

Nous assistons aujourd'hui dans le monde occidental à une chute de la natalité qui préoccupe différents pays. La proportion des familles à enfant unique reste plutôt stable, mais les familles nombreuses disparaissent, l'intervalle entre le premier et le deuxième enfant s'allonge, l'âge maternel augmente.

L'analyse de la natalité en Europe montre que déjà à partir du XIXe siècle, un peu plus tôt en France, un peu plus tard dans le reste de l'Europe, la courbe de natalité a fléchi brutalement. On discute encore les raisons du passage dans toute l'Europe entre 1780 et 1880, d'une natalité plus ou moins spontanée à des naissances contrôlées. Le brusque saut démographique de la Seconde Guerre mondiale (celui que l'on a appelé le « baby boom ») n'a pas changé la donne et les naissances ont continué à diminuer. C'est pourquoi l'idée que la cause de la dénatalité serait l'apparition de la contraception doit être rejetée, parce que cette pratique est vieille comme le monde !

Qu'est-ce qui explique alors qu'il y ait plus ou moins d'enfants ?

À toute une série de facteurs invoqués pour expliquer la baisse de la natalité il faut ajouter un facteur impondérable : la volonté de chacun.

Accepter de se reproduire, de mettre au monde, d'élever ou aimer un enfant sont des attitudes toujours liées à une tradition culturelle à l'intérieur de laquelle garçons et filles apprennent à accepter la différence des sexes et les fonctions de chacun.

« Dès le début de la civilisation, l'homme a suivi le chemin tracé par les coutumes, les habitudes, les mœurs, jamais par les instincts naturels » (Mead).

Si on peut argumenter l'allure d'une courbe démographique, il est bien plus difficile de comprendre les modifications du désir et du comportement de reproduction de chacun.

Bien sûr, il faut prendre en compte les facteurs économiques : l'usage de la contraception dans les familles occidentales a coïncidé avec la valorisation de l'accès à la propriété foncière. Son introduction dans les milieux aisés est un argument en faveur de l'idée de planification des naissances, indispensable pour éviter les divisions des biens et des terres. La question renvoie à celle de l'espace nécessaire pour la famille, des moyens de subsistance, du niveau de vie (il suffit de penser aux familles nucléaires en milieu urbain, où tout est calculé pour deux enfants, des dimensions des voitures à la surface des appartements). Il est communément admis que la fécondité est en relation étroite avec les facteurs économiques (revenus, chômage, logement) ainsi qu'avec les facteurs sociaux (importance du lieu de résidence, niveau socio-professionnel, niveau d'instruction, religion...), mais l'idée qu'il puisse y avoir un rapport entre des facteurs psychosociologiques et la baisse de fécondité est d'apparition récente.

Au fond, c'est toujours au niveau individuel que se dessine le choix d'avoir ou non un enfant, la volonté ou le refus de procréer.

La décision de mettre au monde un enfant est prise par des individus et il est intéressant de comprendre comment le social devient ainsi personnel au point d'être reconnu comme étant la volonté propre de chacun.

Les normes du désir

On peut maintenant se demander s'il existe une différence entre les enfants désirés et les enfants réellement nés.

En 1947, une enquête française sur le nombre idéal d'enfants avait montré les résultats suivants : 5 % des personnes interrogées disait ne désirer qu'un enfant, 32 % deux enfants, 40 % trois, 18 % quatre ou plus. Mais le même sondage effectué de nouveau en 1976 à l'Institut National d'Études Démographiques ne retrouvait que 1,4 % des suffrages favorables à l'enfant unique, 8,2 % aux familles avec quatre enfants, 1,9 % pour cinq enfants ou plus, quand la grande majorité s'exprimait en faveur des familles avec deux, maximum trois enfants.

Les recherches démographiques montrent que, dans les pays occidentaux, le nombre idéal d'enfants est un, maximum deux (Roussel). La raison ? au moins deux tiers des personnes interrogées soulignent aujourd'hui que le nombre d'enfants diminue le niveau de vie. Ces observations sont confirmées par d'autres données. L'utilisation de la contraception par exemple est en étroite relation avec le nombre d'enfants déjà nés, plus qu'avec la durée du mariage (Leridon) ; pour les mêmes raisons l'avortement est motivé chez 49 % des femmes mariées par une famille déjà suffisante, et dans le cas des mères célibataires (42 %) par la difficulté d'élever seule un enfant (Fresel).

La différence entre les enfants désirés et la procréation effective semble plus liée à un changement de projets qu'à un échec de ces projets.

À l'heure actuelle, une femme mariée sans enfant est rare, l'âge maternel est plus élevé, la naissance du premier enfant d'un couple légitime se rapproche de la limite de l'âge biologique pour procréer, (autrement dit la quasi-totalité des femmes physiologiquement aptes à procréer le font) et le second enfant n'est alors pratiquement que la conséquence du premier.

Ainsi le désir d'un second enfant est en fait un choix statistiquement récurrent, quand l'enfant unique représente uniquement le désir égoïste des parents. Le premier enfant du couple est l'enfant du mariage, alors que le deuxième est l'enfant du premier : pour les démographes, le premier enfant est acquis avec le mariage ; pour les psychologues, le second enfant est « l'appendice obligatoire » du premier, une sorte de complément obligé.

Toutes les dimensions des familles « idéales » se ressemblent.

Les réponses aux sondages d'opinion donnent un reflet très stéréotypé, les projets se limitent d'eux-mêmes, un modèle s'impose à tous. Les femmes s'accordent si peu de rêves !

Comment croire que cette convergence d'idées est spontanée ? Tout se passe comme si les décisions n'étaient pas prises dans l'intimité du couple mais dans un centre de planification familiale. Si la taille de la famille se déterminait ainsi d'un point de vue simplement affectif, on devrait constater une grande variété : des couples sans enfants, et des couples avec deux, trois, mais aussi cinq ou dix enfants. Bien sûr il existe un écart possible entre le désir de maternité et la procréation effective, surtout dans les classes sociales défavorisées (par exemple, seulement 43 % des femmes de cette population disent avoir effectivement le nombre d'enfants qu'elles désiraient, alors que dans les milieux plus aisés le pourcentage est de 60 %), et bien entendu une femme ouvrière peut plus difficilement se sentir libre d'avoir le nombre d'enfants qu'elle veut.

Sans entrer dans une analyse socio-économique, on voit bien que notre société de consommation continue à créer des besoins quantitatifs qui semblent contraster avec le désir d'avoir des enfants.

Un exemple significatif : il y a quelques années une publicité pour une marque automobile suggérait : « Plutôt dix cylindres qui rugissent que deux marmots qui braillent. »

Dans ce sens le sociologue français Touraine a pu écrire que notre système refuse l'enfant « comme tout ce qui n'est pas marchand et bureaucratique », comme tout ce qui n'est pas commercialisable ; et si les fabriques d'articles destinés au monde de l'enfance voyaient leurs ventes s'effondrer, elles pourraient se reconvertir dans les aliments pour chiens ou les services aux personnes âgées.

« Are baby consumer durable ? » (les enfants sont-ils un bon investissement ?) demande l'économiste américain J. Blake. Le choix du nombre d'enfants peut être justifié par des raisons économiques, mais il reste tout de même difficile de comparer le fait d'avoir un enfant à l'achat d'une voiture ou d'une maison, ne serait-ce que parce que les enfants ne peuvent pas se revendre.

« Mais cet enfant, moi je le veux ! »

Nous assistons alors à un premier paradoxe.

Si d'une part il y a bien aujourd'hui une baisse de la natalité qui préoccupe tous les États industrialisés, où les mesures prises pour y remédier restent insuffisantes, d'autre part et comme jamais, l'enfant est l'objet de toutes les attentions et d'un grand investissement affectif.

Sans aller jusqu'à dire que l'amour maternel est une invention récente, nous pouvons constater que l'enfant comme entité distincte avec ses caractéristiques physiques et psychologiques propres est né au XVIIIe siècle. Au Moyen Âge par exemple, les enfants n'avaient ni nom ni âge, même la mère ne gardait pas en mémoire la date de naissance de ses enfants. Depuis deux siècles seulement, l'enfant est devenu un objet d'étude pour la science et la médecine ; on a vu naître la pédagogie et la pédiatrie ; on fait pour les enfants des jeux, des livres, des chambres séparées, du mobilier sur mesure. L'existence de l'enfance comme un état à part entière, avec ses particularités opposées à l'âge adulte, reflète la place centrale que prend l'enfant dans la famille bourgeoise dont il devient le pivot. Et pourtant cet enfant, qui de nos jours a tous les droits et tous les devoirs, voit son droit à la naissance devenir plus fragile. En effet, une analyse attentive montre que le désir de maternité (malgré sa valorisation objectivée dans les lignes de vêtements dédiés aux femmes enceintes par exemple ou dans la spécialisation du personnel en néonatalogie) est bien plus apparent que réel.

À partir de la Seconde Guerre mondiale, on voit apparaître une nouvelle préoccupation : celle du développement intellectuel et psychique de l'enfant. Les parents seraient responsables de ce processus, mais on ne peut pas les rendre responsables du succès de leur enfant sans, dans le même temps, les culpabiliser en cas d'échec ; et ce binôme responsabilité-culpabilité crée dans l'éducation un climat d'angoisse et d'insécurité.

Actuellement une des préoccupations de notre société post-industrielle est l'émancipation individuelle, le besoin d'exprimer sa propre personnalité. Mais comment concilier ce désir d'affirmation de soi et celui de la réussite psychologique, physique et sociale de l'enfant ?

D'après les célèbres études d'Ariès (1975), on est passé de « l'enfant-roi » à « l'enfant gêneur » et on pourrait imaginer que la nature « hédoniste » de notre société est à l'origine de la baisse de la natalité.

Mais présenter l'enfant comme un gêneur, une entrave dans ce processus d'émancipation personnelle viendrait alors en contradiction de cette « quête d'enfant », de l'augmentation des traitements de l'infertilité et de la croissance des demandes d'adoption, surtout si l'on songe aux difficultés qu'acceptent les couples pour devenir parents, aussi bien biologiquement que socialement.

L'enfant semble plutôt faire partie intégrante de ce processus d'affirmation et de réalisation personnelle des individus en couple, et le couple cherche tous les moyens disponibles pour y parvenir.

La baisse de la fécondité dans les pays industrialisés semble dépendre plus d'un changement dans la conception de la famille que d'un hypothétique « refus d'enfant ».

Entre mythe et réalité

Il existe alors un deuxième paradoxe. Si jadis on se mariait pour avoir des enfants, de nos jours c'est le couple qui doit décider quel sens donner à la procréation. Autrefois, avoir un enfant donnait sa signification au couple, il était son devoir social ; le rapport sexuel était subordonné à cela.

Actuellement, au contraire, c'est à l'enfant d'être sous conditions ; il doit être sain, parfait. L'amour est libre, mais selon les statistiques les limites du désir de maternité sont déjà pré-établies, dans un lieu déterminé (le couple), un laps de temps déterminé (généralement dans les cinq premières années de mariage), à un moment déterminé de la vie de la femme (ni trop jeune ni trop âgée).

Mais, surtout, seul un enfant parfait est accepté. La reproduction est rationalisée, continuellement améliorée grâce aux nouvelles révolutions biologiques qui excluent (ou du moins c'est ce que l'on voudrait) l'erreur et le hasard.

Un enfant oui, mais seulement un enfant parfait, garanti et certifié par n'importe quelle procédure que la « Science » est en mesure d'offrir.

Mais qui détermine la perfection, qui détient la « norme » ? Bébé-éprouvette, enfant idéal, à qui appartient-il de déterminer ces critères ?

La science-fiction de Huxley suggère l'image d'une société où le pouvoir est réalisé à travers une sélection des naissances, fiction révélatrice de nos cauchemars.

Foucault (1976) montre que la société bourgeoise a substitué au contrôle des naissances la gestion de la sexualité. La sexualité est alors l'enjeu entre la régulation du corps et le contrôle des naissances.

Pour résumer, nous pouvons remarquer que trois séparations se sont accomplies dans notre société :

1) La séparation entre la sexualité et la fécondité.

Pour autant, la liberté sexuelle n'a pas garanti la jouissance. Pour certains hommes et femmes le plaisir sexuel reste lié à la possibilité de pouvoir rêver d'un enfant. Selon certaines études c'est un fait culturel en voie de disparition, mais on observe bien pourtant que le libre accès à la sexualité n'est pas synonyme de plaisir et n'a pas résolu les problèmes sexuels ni garanti le bonheur. Dans notre société où tout est marchandise cette « consommabilité » de la sexualité participe d'un fantasme selon lequel on devrait pouvoir tout obtenir, mais dans l'inconscient cela ne se passe certainement pas ainsi. Il ne suffit pas de séparer le désir de maternité d'une part et l'enfant « réel » d'autre part. Il ne suffit pas de dire consciemment « je veux » pour que notre part inconsciente, enfouie, soit prête dans le même temps à accepter et à vivre une maternité. Il ne suffit pas de *vouloir* pour se libérer des spectres tapis dans les armoires de notre inconscient, pour démêler l'enchevêtrement de la mémoire, des souvenirs, des émotions, des événements qui nous tissent.

2) La séparation entre la maternité et l'enfant.

Des choix comme l'insémination artificielle avec donneur, le don d'ovule ou le prêt d'utérus, ou même le cas de mamies-mamans, montrent clairement que notre société, qui donc sublimerait la sexualité, rejette le corps réel avec ses limites et son histoire, pour lui préférer un corps objet sous contrôle, utilisable comme une machine toujours prête et toujours parfaite, triomphe de la vision positiviste qui ne manque pas d'entraîner à son tour de nouveaux problèmes.

3) Et pour finir la séparation enfant-société.

Autrefois on pouvait entendre des expressions comme : « perpétuer le nom de la famille » (avec sa recherche parfois frénétique d'un enfant mâle), « donner un enfant à l'Église » ou assister à des rituels comme planter un arbre pour son enfant. À cet enfant était enseigné le métier, on mettait en lui beaucoup d'espérances, on voulait croire qu'il perpétuerait les entreprises et les valeurs familiales. De nos jours l'enfant procède toujours un peu plus d'un processus de réalisation strictement personnelle, à obtenir à tout prix, totalement détaché d'une quelconque perspective sociale.

Bonne mère – Mauvaise mère

Et voici qu'apparaît la Médecine qui (à partir du XVIIe siècle) offre les moyens et les instruments pour fabriquer l'« enfant merveilleux » et parfait, condition « sine qua non » de son acceptation. On pourrait remarquer, pour étrange que cela puisse paraître, que même l'interruption volontaire de grossesse (IVG) obéit à cette même logique de « l'enfant parfait ». Éclairons ce point :

Dans toutes les sociétés on a laissé naître les enfants « bons » et éliminé les « mauvais » ; quand « bon » signifiait un gaillard fort et valeureux, on jetait de la falaise les plus fragiles, quand « bon » signifiait unique, on éliminait les jumeaux (ou alors on les érigeait en divinité) ; la maternité, comme son contraire l'avortement, est en fait liée à des déterminants sociaux. Il est des enfants auxquels s'unir, que l'on peut faire siens et des enfants à détruire, refuser, rejeter parce que chaque construction du moi, individuelle ou groupale, suppose cette ambivalence.

Chaque enfant doit acquérir un statut symbolique pour vivre, sans quoi il a en lui un risque de déshumanisation (seules les traditions juive et chrétienne admettent pour l'enfant une valeur en soi).

On peut être une bonne et une mauvaise mère : autrefois la mauvaise mère était celle qui abandonnait son enfant, aujourd'hui c'est celle qui avorte ; l'une et l'autre réalisent la même chose à l'intérieur d'un système idéologique différent. Mais si autrefois on éliminait le « différent », actuellement c'est le « non voulu » que l'on élimine ; seule compte la volonté de la femme.

De nos jours ne peut naître que l'enfant *voulu*, programmé, l'enfant de la **volonté**, alors qu'est rejeté l'enfant du **hasard** ; mais ceci est le résultat d'un discours idéologique qui confond à loisir l'ordre subjectif du désir et celui de la décision.

(Et si l'ordre médical a supplanté l'ordre religieux, il reste qu'il faut ordonner la réalité humaine avec un discours qui fait loi. Contre Dieu, on désignait comme responsable le diable, et maintenant contre la Science, l'ignorance : être bien informé, dit-on, éviterait toute grossesse non désirée.)

Parler du désir d'enfant ouvre sur au moins deux perspectives : au niveau de l'inconscient, vouloir un enfant signifie se représenter père, mère, parents. C'est ainsi conforme aux idéaux sociaux et familiaux d'un sujet de vouloir élever après lui cet étranger-familier : son propre enfant. Cela signifie agir comme celui qui a précédé, s'identifier à ses parents.

Vouloir un enfant et chercher à se perpétuer pour dépasser son destin : cette dimension du désir d'enfant est plus ou moins imaginaire, car qui se souvient de ses arrière-arrière-grands-parents ? On transmettrait alors de nos ascendants quelque chose d'inconnaissable, et néanmoins (bien) présent ?

Imaginaire ou réelle, c'est bien cette dimension-là qui fonde la malédiction qui pèse sur les sujets stériles dans la plupart des cultures.

L'autre perspective indique que le désir de grossesse a ses racines dans la première enfance – et comme l'a montré la psychanalyse – s'organise selon deux lignes de force : le désir œdipien (faire un enfant avec son merveilleux papa) et le désir d'une reproduction parthénogénétique (être autosuffisant et capable de s'autoperpétuer sans lien avec l'autre sexe, une duplication de mère en fille). De toute façon, sans entrer dans le monde de l'inconscient, il reste que l'enfant est une nouvelle créature et sa naissance instaure l'émergence d'une nouvelle possibilité de l'être. En ce sens, on peut affirmer que chaque naissance est réellement un événement et l'enfant, littéralement, un **nouveau-né**.

Entre choux et cigognes

Ce qui caractérise peut-être notre culture est la méconnaissance du fait que le désir de maternité peut être imprégné par des conditionnements culturels et des désirs inconscients. Si la question se pose aujourd'hui en termes de **hasard** et de **volonté**, il faut se souvenir qu'il n'y a pas de séparation nette entre le désir et le refus d'un enfant parce que dans l'inconscient cette distinction n'existe pas.

Par exemple en italien on parle de « **maternité responsable** », c'est-à-dire de grossesse désirée, mais il y a aussi des expressions familières comme : « *ci sono rimasta* » (*j'y suis*). En français il s'agit de « *débuter une grossesse* », mais l'expression courante est « *tomber enceinte* ».

Désirer un enfant est bien autre chose que le programmer. Un projet conscient est toujours infiltré de significations inconscientes. Les parents sont porteurs d'une trame de signifiants qui seront transmis à leur enfant au même titre que la vie biologique. La programmation des naissances trouve ici sa limite parce qu'un enfant prend place dans un maillage de désirs qui lui préexiste où « vouloir » et « ne pas vouloir » ne sont certainement pas séparés.

Les exemples sont nombreux : le désir d'enfant peut rester enfoui et puis transparaître dans un acte manqué.

On peut être enceinte pour savoir si on peut le faire et non parce qu'on veut vraiment un enfant.

On peut vouloir un enfant pour se sentir femme et la maternité en est un des signes visibles : au fond personne n'est si sûr de son identité qu'il n'éprouve le besoin d'en demander aux autres ou aux événements une confirmation. Enfant repère, enfant signe donc.

On peut vouloir un enfant de l'autre, enfant message, enfant emblème qui peut devenir enfant chantage ; on peut vouloir un enfant pour combler son propre vide, enfant nutriment qui rassasie ou que l'on vomit.

On peut ne pas s'autoriser une grossesse et désirer cependant un enfant.

Même la prise de pilule tous les soirs pour ne pas avoir d'enfant est aussi une façon d'y penser.

Une chose est sûre : l'enfant réel n'est pas l'enfant imaginaire, support des désirs inconscients (Lebovici). Ce que l'on veut souligner ici c'est qu'au-delà de la volonté d'avoir ou non un enfant, il existe un enfant imaginaire : il est l'enfant qui manque à l'appel, l'enfant d'après, l'enfant qui pourrait tout accomplir, tout réparer, combler les pertes, la solitude, les destins. Ce qui est désiré ce n'est pas un enfant, mais un désir d'enfant, c'est un désir de l'enfance, la réalisation d'un vœu d'enfant, infantile.

La Médecine prend en charge le contrôle de la fécondité : toutefois il peut arriver qu'une femme oublie la pilule, qu'une autre soit enceinte alors qu'elle a décidé d'adopter : lapsus de l'inconscient qui laisse apparaître que le désir de maternité est bien plus complexe qu'un simple acte univoque et volontaire ; le désir ou le refus d'avoir un enfant ne sont pas un simple « **je veux** » ou « **je ne veux pas** ».

Pour notre société au contraire la maternité est seulement une affaire de décision. Ce qui n'est pas de l'ordre de la « **volonté** » est de l'ordre du « **hasard** ».

Ainsi, placés dans l'alternative entre hasard et volonté, les couples d'aujourd'hui en viennent à obéir à la loi du « cosi fan tutte » et si nous regardons autour de nous, nous assistons à un conformisme social qui n'a jamais existé auparavant.

Comment on en parle

Les femmes « stériles[1] », celles qui disent vouloir un enfant et consultent un médecin pour cela et réclament à la science institu-

1. Le terme stérile n'est pas ici un diagnostic médical et encore moins un jugement : nous voulons seulement indiquer par cet adjectif les femmes qui, de leur point de vue, avaient des problèmes de stérilité, que cela soit vrai ou faux, curable ou définitif, mais qui, au moment du questionnaire, se rendaient justement à une consultation de stérilité.

tionnalisée dans la Médecine l'enfant que la nature leur doit, pourquoi le demandent-elles ? Sans analyser leurs motivations inconscientes il faut bien se rendre à l'évidence que leur désir n'est pas sans ambiguïté.

Pour comprendre comment peut naître et se formuler ce désir d'enfant, j'ai interrogé ces femmes sur leur histoire et sur le cheminement qui les a amenées à décider d'une maternité.

La question était formulée de façon générale pour permettre ainsi l'émergence d'une multiplicité d'attitudes, mais les femmes interviewées n'expriment pas de motivations personnelles différentes de la population générale ; elles se réfèrent à la norme, qui acquiert ainsi une valeur en tant que catégorie socialement acceptée. Elles expriment avant tout le besoin d'avoir un enfant pour être des femmes et des couples *normaux.*

Quand leur parole est un avant-propos

« Nous ne voulions pas vraiment un enfant, d'un autre côté nous ne faisions pas vraiment attention... nous sommes mariés depuis huit ans. Mais après six années nous avons commencé à nous poser la question, peut-être parce que nous avons eu une petite nièce ; je n'en fais pas une maladie, mais le temps passe et puis aussi, l'amour dans le couple c'est différent après toutes ces années ; si un enfant venait ça serait bien, mais moi je ne me serais jamais posé la question avant le mariage » (n.14).

« Je suis allée à l'hôpital ; ils m'ont dit : mais qu'est-ce que vous attendez pour faire un enfant ? ils m'ont prescrit des analyses, alors j'ai décidé de les faire : tant qu'à être à l'hôpital autant en profiter... nous voulons un enfant depuis deux ans... bon alors il faut s'y mettre » (n.3).

« Il n'y a pas de raisons particulières, mais après sept ou huit ans comme ça... et puis il y a l'âge ; quand on est jeune on n'y pense pas, mais maintenant j'ai trente ans : un enfant il faut le faire jeune, pas à quarante ans » (n.115).

Dans notre société l'enfant est le fruit de la volonté, programmé et décidé, mais selon quels critères ?

Au total nous verrons que l'attitude qui prévaut est d'abord de repousser le projet de maternité jusqu'à « un certain point », tant qu'il n'y a pas « quelque chose » qui vient forcer la décision ; généralement, le facteur invoqué pour se décider à faire un enfant, l'élément extérieur dont il faut absolument tenir compte, c'est seulement **le temps, l'âge, le moment opportun**.

L'attitude des femmes interrogées face à la maternité n'est alors pas différente de celle de la majeure partie des femmes d'aujourd'hui : se donner du temps avant de donner la vie : « Pas maintenant mais plus tard », comme si tout était une question de temps.

Bien sûr il y a des choix permis par le fait de pouvoir disposer d'une contraception efficace, mais il faut noter que ceci n'est le cas que pour 5 femmes – (ou du moins 5 seulement l'ont mentionné) ; pourtant 24 sur 39 ont choisi d'attendre avant une grossesse. On trouve au contraire le besoin de vivre autre chose ; le désir d'enfant n'intervient que plus tard, comme si on passait à une autre page de sa réalisation personnelle, une fois réglé tout le reste.

Elles justifient leur choix par des raisons économiques, par le besoin de mieux se connaître, de profiter de la vie à deux, de se faire une situation *(« Il fallait construire la maison », « Il faut d'abord faire la fête », « Nous sommes mariés depuis quatre ans, j'essaie d'avoir un enfant depuis deux ans, depuis que nous en avons fini avec la maison », « Nous nous sommes mariés tard, chacun avait déjà sa personnalité : faire un enfant tout de suite aurait été un obstacle à notre vie à deux », « Nous ne voulions pas d'enfant tout de suite, pas avant d'avoir gagné un peu d'argent »).* Deux tiers des femmes interrogées n'expriment leur désir d'enfant qu'après quelques années de mariage.

Comme c'est souvent le cas aujourd'hui, ce n'est qu'après un certain temps de vie commune que l'on se décide pour un enfant : et un seul.

« Avant le mariage j'avais déjà pensé avoir un enfant mais je ne me sentais pas prête peut-être parce que j'étais trop jeune ; mais

après tout je ne sais pas si c'est l'âge qui compte le plus ou quelque chose d'autre, comme le fait de se sentir prêts pour assumer une éducation, ou se sentir bien dans sa peau, avoir sa personnalité, savoir ce que l'on veut faire dans la vie, ce que l'on attend de la vie » (n.110).

24 femmes ne voulaient pas d'enfant au début de leur vie de couple, trois n'ont jamais essayé d'en avoir sans utiliser toutefois de contraceptifs ; 12 disent avoir toujours voulu un enfant : *« C'est une idée qui a grandi en moi », « C'est quelque chose qui va de soi », « Nous n'avons rien fait pour l'éviter ».* Mais comme pour celle qui affirmait de pas en vouloir avant, il ne s'agit pas d'un refus de la maternité, mais seulement d'un renvoi temporaire du projet : *« Nous avions d'autres projets en tête »* ; ainsi celle qui dit avoir voulu un enfant *tout de suite* n'est pas obligatoirement la plus motivée pour la maternité, il s'agit alors plutôt de *« On s'est marié tard », « Quand je me suis mariée j'avais déjà l'âge où c'est mieux de faire les enfants », « Je voulais voir si j'en étais capable ».*

La période qui sépare le mariage du désir exprimé d'une grossesse est en moyenne de deux ans.

Nous notons au passage que les mêmes difficultés à exprimer des raisons personnelles pour la maternité se retrouvent dans les enquêtes sur les motivations pour une contraception (Dubost). Il est difficile de dire pourquoi on fait ce choix. À la limite on peut trouver des arguments **contre** la maternité, des raisons pour différer la naissance d'un enfant (dans le cas de la stérilité comme dans celui du choix d'avoir une contraception : des raisons économiques, la relation dans le couple, l'âge, etc.). On peut dire pourquoi on ne veut pas d'enfant, mais peut-on dire pourquoi on en veut un ? Les femmes expriment leurs désirs comme elles peuvent : exprimer un désir « contre » révèle déjà une difficulté à en parler.

Avec la méthodologie que j'ai adoptée, nous ne pouvons rien déduire des motivations profondes du désir de maternité chez les patientes interrogées, nous pouvons seulement remarquer que… elles n'apparaissent jamais, elles ne sont jamais exprimées !

Quand leur parole est une quête

« Il faut bien se décider », disent beaucoup de femmes, il faut donc qu'à un certain point le projet d'enfant devienne un engagement et soit fait sien, mais qu'est-ce qui déclenche cette prise de conscience de vouloir un enfant après une longue attente ? Rien ou tout au moins rien de particulier ; il s'agit le plus souvent d'une attitude qui se modifie peu à peu :

« Nous avons commencé à voir si... » ; « Nous avons essayé, au début nous avons attendu (mariés depuis un an ils vivent ensemble depuis dix ans) *puis petit à petit sans le chercher vraiment nous avons commencé à comprendre qu'il y avait quelque chose qui clochait, parce que je n'étais pas enceinte »* (n.116)

« À un certain point ça va de soi » (n. 20).

Ils laissent aller, puis à un moment ils finissent par se poser des questions, et par conséquent celui qui préside effectivement aux décisions c'est **le temps**.

Il y a aussi celles qui font le choix de se donner du temps avant d'avoir un enfant ; rien n'empêcherait de penser que cet enfant différé soit définitivement perdu, s'il n'y avait la loi biologique qui oblige à le réaliser : le temps passe, **l'âge** devient le facteur extérieur déterminant qui précipite la décision.

Le désir personnel semble ne pouvoir s'exprimer qu'à ce moment-là, dans les limites codifiées et imposées par le temps.

« Je connais mon mari depuis longtemps, mais nous sommes mariés depuis cinq ans seulement ; j'ai pris la pilule : au début nous avions besoin de consolider notre couple. Après nous n'avons plus pris de précautions ; si ça marche c'est bien, sinon, tant pis. Je peux m'en passer, mais c'est à cause de l'âge : si j'avais 25 ans je ne me poserais pas de question, mais j'en ai 35 et après on risque un enfant anormal. J'hésite, il faut que je me décide : c'est maintenant ou jamais » (n.102).

« On essaye d'avoir un enfant depuis deux ans, on s'est marié il y a trois ans. Au début on pouvait se permettre de ne pas avoir d'enfant, mais maintenant ce n'est plus possible, le temps passe, il

faut se décider. Mon mari aime bien les enfants et puis tout le monde nous dit : alors, toujours rien ? Moi j'ai toujours imaginé avoir des enfants dans ma vie ; il est temps de s'y mettre » (n.37).

« *Nous avions décidé d'attendre deux ou trois ans ; j'ai pris la pilule ; depuis six-sept mois j'essaye d'avoir un enfant, s'il n'avait tenu qu'à moi je ne me serais jamais posé la question. Ma mère m'a eu quand elle avait 33 ans, je ne veux pas faire comme elle et arriver à 30 ans sans enfant...* » (n.9).

« *On essaye depuis un an et demi ; avant on était jeunes, c'était pas notre problème, et puis on a décidé de faire des examens, de se prémunir parce que pour l'instant on peut encore faire quelque chose, je n'ai pas encore 32 ans... je verrai bien, et après, si ça ne vient pas, tant pis* » (n.8).

Bien sûr le facteur temps est très subjectif : pour les uns à 25 ans c'est déjà tard et pour d'autres il est encore temps à 35 ; il y en a qui consultent un spécialiste après quelques mois et d'autres après quelques années ; mais ce qui est remarquable c'est le côté impersonnel des raisons invoquées : l'âge, le temps, le moment sont autant de raisons anonymes : « je me marie : donc j'aurai un enfant » ; dire « à mon âge », dire « on doit », « pas trop vite », « pas trop tard », c'est encore une façon de ne pas exprimer son désir en des termes personnels, affectifs, émotifs mais seulement dans un discours anonyme.

Quand leur parole est un verdict

Les femmes interrogées répondent de façon répétitive et constante : même à une question directe sur la signification donnée à la maternité on retrouve encore cette extraordinaire homogénéité : « *c'est naturel* », « *c'est logique* », « *c'est normal d'avoir un enfant* » ; un enfant est essentiellement un « *achèvement de la famille* » et « *un complément de soi en tant que femme* » ; certaines en veulent pour être moins seule et seulement trois s'expriment en termes personnels : « *je voudrais faire l'expérience de la maternité* », « *je voudrais quelque chose à moi, je n'ai rien de vraiment à moi* ».

En somme, l'enfant est fondamentalement un signe de normalité du couple et désirer un enfant c'est désirer que la famille soit réussie, « **normale** ».

« *Je ne crois pas qu'au jour d'aujourd'hui ça soit comme avant, quand les enfants étaient le centre de la vie. Je ne pense pas non plus que l'on fait des enfants pour avoir un bâton de vieillesse. Je pense qu'un enfant rend* ***un couple plus stable, on est plus complet*** » (n.8).

« ***Un enfant nous manque****, ça nous manque parce que je ne peux pas me le permettre. Je ne me sens pas femme au fond. On se marie pour fonder une famille, mais s'il n'y a pas d'enfant ce n'est pas une famille complète. Mais peut-être que je n'en suis pas capable* » (n.104).

Si procréer comporte l'obligation de se conformer aux valeurs du groupe et à ses critères de normalité, aujourd'hui les femmes engendrent surtout en fonction de leur position à l'intérieur de l'institution matrimoniale. Toutes les patientes interrogées sont mariées, même si beaucoup ont vécu en concubinage avant le mariage : le désir d'enfant prend place seulement à l'intérieur de l'institution familiale. Cette donnée est confirmée dans notre société par d'autres chercheurs, (Dans le sondage du Centre italien d'Études sur la Famille en 1995 auprès des jeunes entre 18 et 32 ans, 71,3 % voulaient un enfant dans le cadre du mariage, mais seulement 38 % songeaient sérieusement à se marier) mais pas dans toutes les sociétés. Il y a des cultures où l'enfant est plus important que le mariage, qui n'est reconnu qu'à la naissance du premier fils ou sinon est déclaré nul. De même, dans le monde rural la naissance de l'enfant signe le passage pour la femme à l'âge adulte.

De nos jours une femme peut toutefois très bien choisir de ne pas avoir d'enfants. D'autre part la reproduction est liée à l'idée que les enfants rendent un couple stable, qu'ils donnent au couple sa normalité. (Et on peut observer que les motivations des couples qui ne veulent pas d'enfants – comme par exemple dans l'étude de Veevers et de Wilde –, relèvent des mêmes raisons : une meilleure vie de couple. Vouloir ou ne pas vouloir un enfant se justifie de la même manière : **être un couple réussi**.)

Ainsi la thèse de l'enfant comme but du mariage est renversée : l'enfant est un moyen pour que l'union des parents devienne plus stable et harmonieuse.

Le couple se trouve aujourd'hui entraîné dans l'ambiguïté de l'amour-passion et la peur de son échec (Alberoni). Concilier l'attente de l'autre et la peur qui se profile à l'horizon de la désillusion à la fin du grand amour se traduit par la stratégie, souvent inconsciente pour la majeure partie des couples, de rejeter tout engagement définitif ; le concubinage en serait ainsi un exemple comme le serait le fait de différer le projet de maternité. Ainsi, de même que l'on demande au couple d'être le moyen privilégié d'exorciser la peur de la solitude, on demande à l'enfant la même chose : favoriser le bonheur du couple, en garantir la stabilité.

Mais il y a une différence dans le cas des femmes stériles pour ce qui est de la valeur affective attribuée à l'enfant.

Pour mieux comprendre les résultats de cette recherche il suffirait de les confronter au discours des futures mamans interrogées avant la naissance de leur premier enfant, où il apparaît que les enfants sont très valorisés comme source de satisfaction, d'intérêts et de distraction dans la vie des parents (Marcos).

Il y a bien sûr des différences selon les personnes concernant la nature des intérêts et des gratifications qu'un enfant peut apporter : le voir grandir, lui apprendre des choses… et puis il y a cette idée que les enfants peuvent donner un sens à la vie et une raison de vivre, c'est la joie de la ressemblance, la sensation de maintenir vivant une part de soi à travers eux, etc.

Rien de tout cela dans notre enquête.

Les gratifications qu'un enfant peut apporter ne sont jamais mentionnées ; l'enfant, s'il apparaît dans sa réalité, l'est seulement pour les limites qu'il impose, pour les risques encourus à l'accouchement, et déjà la peur du futur s'insinue dans les réponses :

« ***Un enfant c'est tellement de sacrifices****, je pense que les joies peuvent compenser, mais réellement je ne sais pas. Actuellement* *nous n'avons rien d'autre à quoi penser mais peut-être qu'un jour nous en aurons assez de ses pleurs et de ses cris...* » (n.8).

« *Un enfant ? ce n'est pas une idée fixe, je pense que ça serait une plus grande réalisation, que ça serait un accomplissement, mais je n'en fais pas une maladie, et puis il y a tellement de choses qui me font peur :* ***j'ai peur*** *de l'accouchement, j'ai peur de le voir grandir, j'ai peur qu'il se drogue comme mon frère. J'ai peur de l'élever dans le monde où nous vivons aujourd'hui ; en somme j'aime les enfants, mais je crois que chacun peut se rendre compte de la responsabilité que cela représente.* » (n.38).

« ***J'ai peur de l'avenir****. Il faut être optimiste pour mettre au monde un enfant... Bien sûr, j'aime les enfants, mais je ne voudrais pas faire un malheureux...* » (n.12).

« *Faire un enfant, il ne faut pas trop y penser... avec tout ce qu'on entend aujourd'hui, avec tout ce qu'on voit à la télé... ou ce qui se passe près de chez nous...* » (n.9).

Désirer un enfant est bien autre chose que le programmer. Pour engendrer il faut « **mettre au monde** », c'est-à-dire qu'il faut avoir des espérances : notre culture passe sous silence le fait qu'il est nécessaire de « se sentir au monde » ; aujourd'hui il manque un sens social à la maternité, qu'il s'exprime soit dans l'ancienne acception d'avoir un projet à confier à son enfant, soit dans la nouvelle conception de l'enfant qui n'est pas un bien, mais littéralement un « nouveau-né ».

Parmi les mots employés par les femmes interrogées l'adjectif le plus récurrent quand elles parlent de maternité est « **complète, accomplie** » : d'un point de vue personnel (plus accomplie comme femme) et au niveau du couple (être une famille accomplie).

L'enfant est recherché pour remplir un vide, compenser un manque.

L'enfant n'apparaît jamais dans son altérité, il n'est jamais imaginé autrement que comme le résultat d'un acte volontaire, comme un projet qui *à un certain point* doit être réalisé. On peut avancer l'hypothèse que ce besoin de s'aligner sur des modèles socialement reconnus est l'expression d'une ambivalence du désir lui-même, que cette tendance au conformisme est à la mesure de l'incertitude et de l'insécurité que l'on vit, que se conformer à des comportements acceptés par tous ouvre sur le négatif d'une identité en crise.

Et quand ce qui est en jeu est trop lourd, il n'y a pas d'autre issue que de s'en remettre au spécialiste, à un expert en « normalité ». En l'absence d'un système de référence, il est de plus en plus nécessaire de se ranger à un avis qui fait autorité : et on consulte le médecin.

« *Avant j'avais décidé d'attendre deux ou trois ans ; et puis quand nous avons décidé d'en avoir, comme au bout de deux-trois mois ça ne venait pas, je suis allée chez le médecin* » (n.105).

CHAPITRE II

Le recours à la Médecine

Il s'agit maintenant de comprendre pour quelles raisons on décide « d'aller chez le médecin », autrement dit par quel chemin, transfert ou « glissement » quasi inconscient, désirer un enfant est aujourd'hui considéré comme un fait relevant de la compétence de la Médecine. Ce questionnement est central dans cette recherche. Pour mieux comprendre ce qu'il y a de spécifique dans les réponses des personnes interrogées et leurs attentes dans ce recours à la Médecine, on peut se demander ce que les hommes et les femmes entendent en général lorsqu'ils se réfèrent à l'idée de santé et de maladie. Chez les patientes infertiles, derrière le recours au médecin, se découvre le problème complexe du statut de la Médecine dans l'élaboration d'un discours sur la maladie.

Santé et Maladie

La santé et la maladie doivent toujours être pensées en relation étroite avec deux autres notions : l'individu et la société.

C'est à partir de ces termes et de leurs interrelations que s'organise et se définit la représentation mentale de ce que la santé et la maladie représentent pour un certain individu dans une société donnée. Comme le dit l'anthropologue français Marc Augé (1984), le paradoxe de la maladie est d'être à la fois « la plus personnelle et la plus sociale des choses » ; la maladie, chacun de nous en fait l'expérience dans son corps et parfois en meurt ; dans le même temps tout en elle est social, non seulement parce qu'un certain nombre d'institutions prennent en charge les différentes phases de son évolution mais aussi parce que les schémas de pensée qui permettent de la reconnaître, de l'identifier, et de la prendre en charge sont sociaux : penser la maladie signifie dans le même temps faire référence aux autres.

La nouveauté aujourd'hui est que le social, l'autre à qui l'on va se référer pour établir ce qui est pathologique dans la maladie, c'est la Médecine. Dans les sociétés primitives la maladie était comprise comme une atteinte venue de l'extérieur ou de l'intérieur de soi : elle pouvait être expliquée par l'hérédité, l'âge, les circonstances de la naissance, elle pouvait être le résultat, la sanction d'une faute commise par soi-même ou par autrui mais de toutes les façons elle était symbolisée et codifiée. Autrement dit, il existait une clé pour comprendre, un code, un monde de symboles qui permettait d'expliquer le mal à l'intérieur d'un univers riche de sens et de significations qui embrassait la vie entière.

Bien sûr, ce besoin de lire les événements et la maladie d'une façon aisément compréhensible existe encore aujourd'hui chez les patients : tous voudraient trouver la raison de « pourquoi je suis malade » mais la Médecine n'en tient pas compte. La Médecine de nos jours se positionne dans une perspective strictement technique et scientifique et se réjouit de la progression régulière de la connaissance rationnelle des symptômes et des étiologies, mais oublie que dans tout système nosologique, indépendamment de son degré de scientificité, il existe une dimension subjective et sociale de la maladie.

Même l'histoire de la Médecine, se positionnant à un niveau purement technique, ne se préoccupe pas des modalités conceptuelles et symboliques par lesquelles la société conditionne l'apprentissage des données biologiques. À la limite on peut admettre qu'il y a ainsi d'une part le progrès de la Science, de la connaissance théorique, des moyens diagnostiques et thérapeutiques, et d'autre part des données sociologiques (les rôles et les rapports entre les classes sociales et l'institution d'un système de soins) qui concourent à la constitution de la Médecine.

Mais pour comprendre le rôle de la science médicale on doit tenir compte du fait que les connaissances scientifiques (qu'on supposerait neutres et perfectibles à l'infini) sont au contraire déterminées comme tous les savoirs par le contexte historique dans lequel elles se développent.

Le lien maladie-société

Les premiers à parler de ce lien médecine-société, à reconnaître le caractère social de la maladie furent les « grands hygiénistes » de l'époque de la Révolution française : Virkov, Guérin, Grassi, Neumann, etc. Seule une grande conscience sociale pouvait conduire à une conscience « sanitaire » comme celle de Virkov qui a pu développer une théorie des maladies épidémiques comme manifestation d'une désadaptation sociale et culturelle.

Mais se référer exclusivement au rôle de la société dans la genèse de la maladie n'est pas suffisant pour saisir totalement le lien société-maladie.

Je veux dire que si l'on accepte de prendre en compte le facteur social (le travail, par exemple) comme jadis on expliquait la maladie par l'influence des astres ou des esprits ou, plus près de nous, par les virus ou les bactéries, cela ne signifie pas que l'on soit sorti de la logique d'une maladie d'organe ou de cellule et les catégories étiologiques de la médecine classique sont encore utilisées : on rajoute seulement des informations supplémentaires.

Pourtant il est clair pour tous que le phénomène maladie est avant tout une expérience de vie unique, personnelle et indicible.

La maladie n'est pas seulement sociale pour la cause qu'on lui suppose ou que l'on recherche. Les caractéristiques sociales peuvent conduire à une explication de l'état pathologique seulement si l'on tient compte des nombreuses et complexes interrelations qui vont de la structure économique à la vision anthropologique.

Par exemple, il suffit de voir comment le tabagisme, les habitudes de vie – de l'alimentation à la sexualité – influencent l'état de santé et dans le même temps sont conditionnés socialement ;

encore plus loin, chaque situation de malheur, d'insatisfaction, de tension, de « stress », peut provoquer des réactions d'adaptation et de défense de l'organisme – par l'intermédiaire de mécanismes de type endocrinien, nerveux, etc. – et peut dans certains cas « produire la maladie ». En bref, il y a toute une part de l'individu qui doit compter avec le « désir » (Lacan 1967), et qui sera somatique ou somatisable du moment que l'individu est une unité.

En conséquence de quoi, au-delà de l'identification de chaque facteur social et environnemental, il faut considérer les maladies et, plus généralement, le problème de la santé pour l'individu et pour la collectivité, en portant notre attention sur la globalité de l'individu plutôt que sur chaque cause unique possible du mal (quelle que soit sa nature). Pour utiliser une terminologie empruntée à la physique, on pourrait dire qu'il s'agit de facteurs différents mais tous en mesure d'influencer de façon unitaire le champ de l'individu à l'intérieur du champ social. Prenons un exemple : imaginons que j'ai mal à la tête ; avant tout je dois percevoir cela comme un « mal » (et non par exemple comme un état d'initiation aux mystères célestes ou comme un état normal lui aussi, comme le vent et la pluie qui alternent avec le beau temps) ; il faut ensuite traduire le mal en « maladie » (le mal en soi pourrait être compris comme une punition, une faute, le « mauvais œil »), puis décider que la maladie dont je souffre peut être « lue » par un médecin (et ne dépend pas, par exemple, de l'influence de la lune, de l'hérédité familiale, ou encore de l'absence de sommeil ou des querelles avec le voisin). C'est ensuite l'accession au rôle de malade qui dans la société équivaut à rejeter toute responsabilité personnelle (je ne suis pas en mesure d'écrire parce que j'ai mal à la tête, alors je vais aller chez le médecin pour qu'il me remette d'aplomb).

Mais si, par exemple, le médecin est absent, le service de garde indisponible ou trop coûteux ou si j'ai acquis la logique médicale « un symptôme = un remède », je pourrai alors prendre de l'aspirine ou tout autre médicament qui me viendra à l'esprit – non sans quelque complicité de l'industrie pharmaceutique – et croire que l'aspirine me fera du bien au nom de la confiance que j'ai dans le médecin qui me l'a déjà prescrit, ou de la confiance en l'amie qui me l'a recommandé ou parce que cela a déjà été efficace pour moi, sans rien savoir des causes biologiques de mon mal de tête, ni des bases scientifiques de l'efficacité de l'aspirine.

Le rapport médecine-société doit être souligné pour combattre cette mentalité répandue selon laquelle la santé est une réalité positive, identique pour tous et donnée par la Médecine.

Le social définit le contenu même de l'idée de santé et de maladie.

Mais de nos jours, c'est la Médecine qui se pose comme l'unique référence quand il s'agit de définir la santé et la maladie (Foucault 1972, Dalmasso 1980).

Mais qu'est-ce que « la santé » ?

Dans les textes qui traitent de cette question j'ai rencontré une telle multiplicité de définitions que j'en ai conclu que le concept de santé était élargi actuellement jusqu'à prendre en compte l'existence dans son entier.

La santé signifie « un état de bien-être physique et psychique » selon l'Organisation mondiale de la santé ; dans le langage courant, comme il ressort de l'intéressante étude de Wright, le concept de « sain » s'étend jusqu'à indiquer « la capacité pour l'homme d'être pleinement humain » (« fully human ») : bien au-delà donc de l'idée du « bien-être physique », la santé devient un concept moral (« a moral concept with empirical referent »).

Mais que signifie « pleinement humain » ?

Dans certaines cultures les femmes et les enfants n'étaient pas des êtres humains ; pour d'autres peuples, les membres d'une tribu différente de la leur ne pouvaient être considérés réellement comme des humains, mais seulement comme des « barbares » ou des sauvages ; encore récemment le nazisme affirmait que celui qui appartenait à la race juive était « moins humain ». Souvent dans le cours de l'Histoire l'idée de pleinement humain est projetée comme quelque chose d'inaccessible, comme une « utopie » (il suffit de penser à la société parfaite et idéale de Platon, saint Augustin,

Thomas More, Campanella, Saint-Simon, Fourier, Owen...) ; la nouveauté aujourd'hui tient dans le fait que cette humanité « pleine » est définie comme « saine », à la portée de tous.

« Il suffit d'avoir la santé ! » pourrait-on dire.

Bien sûr, tout concept acquiert une dimension morale si on prend en compte sa désirabilité, sa valeur. Actuellement la santé physique est considérée comme une des valeurs les plus importantes pour la qualité de vie. La santé a acquis une signification morale, bien qu'il n'y ait pas de raison pour la définir en termes moraux.

D'autres définitions plus restrictives ont aussi été proposées :

« La santé physique peut être définie sociologiquement comme l'état de capacité optimale de celui qui s'apprête à accomplir une prestation donnée, orientée vers un but précis, de manière efficace » (Parsons), ou bien encore, pour éviter une médicalisation excessive, il est proposé de considérer la santé comme « le fonctionnement correct du corps » (Van der Geest) mais alors on peut se demander : « correct » par rapport à quoi ? On ne sort pas du champ moral.

La santé pourrait au contraire être définie, comme l'a proposé Canguilhem (1966), comme la possibilité de dépasser ce qui détermine l'état normal du moment, la capacité de tolérer des infractions à la norme pour créer un ordre nouveau, de nouvelles règles de vie. En somme, la santé pourrait être « savoir vivre sa maladie » (Briche) et la maladie serait l'impossibilité de changer, la fixation à un état, et par conséquent, la réduction de « la marge de tolérance aux variations du milieu ambiant ».

La guérison, « malgré les déficits, s'accompagne de pertes pour l'organisme mais c'est aussi l'apparition d'un ordre nouveau » (Goldstein).

Et on peut se demander ici, comme l'a fait Atlan dans son très célèbre livre *Entre le cristal et la fumée* s'il y a plus d'ordre dans le réseau cristallin ou dans les spirales tourbillonnantes de la fumée. En somme, de nos jours l'idée d'un ordre statique est abandonnée en faveur de l'idée que la structure des systèmes vivants semble dépendre précisément de la capacité à créer de nouvelles solutions, loin de l'équilibre (Prigogine).

À cette instabilité vitale des systèmes complexes correspond une nouvelle règle individuelle, historique et momentanée : « ...il y a une seule norme qui puisse suffire : celle qui permet d'englober l'individu dans sa totalité. Celle adoptée par l'individu lui-même comme mesure » (Goldstein)

Par conséquent la santé aussi est extrêmement subjective comme l'est la pathologie : ce qui sépare le normal du pathologique n'est pas une réalité objective, réductible à une ligne de démarcation mais c'est la possibilité historique de la capacité créative personnelle.

Pour passer ensuite de la définition d'un organisme biologique à celle d'un organisme humain, il est indispensable d'introduire d'autres dimensions et d'autres rapports entre le corps et les autres.

D'ailleurs la question la plus difficile que l'on puisse poser à un médecin est probablement : qu'est-ce que la santé ? Si on prend en compte le concept actuel de santé et toutes les mesures qui sont adoptées pour l'améliorer, on sera surpris de constater que cette question n'est souvent même pas posée.

Face à la complexité de ce problème la pratique médicale se retranche derrière un empirisme inconditionnel, choisit comme variables des « valeurs étalons » univoques et prend comme référence des données statistiques épidémiologiques (comme cela est fait dans une certaine médecine préventive qui a donné à ces facteurs le poids d'une « santé-standard »), mais l'individu standard moyen des statistiques – 1,70 m, 80 kg – égal à lui-même et inchangeable sur tous les continents à toutes les heures du jour et tous les mois de l'année... il n'existe pas !

On rencontre aussi des affirmations qui relèvent de l'évidence : « on est malade quand on a besoin du médecin » ; ou bien d'autres qui, à la suite de Parsons, définissent un modèle sociologique de la maladie comme « situation déviante » – puisque la santé est un besoin recherché pour le bon fonctionnement de la société. Mais il faut se souvenir que « si la maladie est une déviance, c'est une déviance étiquetée » (Freidson 1970).

En ce sens la Médecine se présente comme une des nouvelles agences spécialisées dans le contrôle de la société. C'est le recours systématique au médecin qui consacre, institue et détermine la maladie. On peut même en venir à dire que le mythe d'une santé égale pour tous répandu par la vulgarisation médicale (un corps toujours sain, éternellement jeune et parfait), dans la mesure où il crée un besoin, est « iatrogène » (Illich, Testard, Szaz, Sournia, Boltanski, etc..) parce que cela fera naître des maladies là où il n'y a que la variété des individus : les grands et les petits, les jeunes et les vieux, les maigres et les gros. On aura beau essayer de « normaliser » toute la population : les uns se suicideront, les autres deviendront boulimiques ou anorexiques, les uns fumeront et les autres n'attacheront pas leur ceinture de sécurité.

Avoir affirmé que l'individu est « normalisable » a ouvert le marché de l'industrie médicale et créé de nouveaux malades.

« C'est une forme de maladie de se sentir frustré de la santé que l'on mérite étant donné la manière dont s'exerce actuellement la médecine » (Canguilhem 1978), frustré de la santé que l'on croit être un dû.

Mais qu'est-ce que la norme, médicalement parlant ? La Médecine qui se montre comme un système capable de fournir une règle en vertu d'un prétendu « savoir » a institué ce qu'est la Norme, ce qu'est la Maladie (avec le risque d'une construction abstraite et arbitraire) et ce qu'est la Santé (excluant toute subjectivité).

Au carrefour du médical et du social

Dans le discours des patientes interrogées aussi transparaît cette idée de santé comme « normalité », garantie et assurée par la Médecine.

Affirmer qu'avoir un enfant est « normal » entraîne de fait le recours à la Médecine. Mais passer de la reconnaissance de sa propre ignorance et impuissance au recours à la Médecine ne va pas de soi ; cela obéit à des attentes, des idées reçues et répond à un processus de « décision making » qui peut être conditionné par de nombreux facteurs. On ne va pas reprendre ici la multiplicité des voies d'accès au système médical, parce qu'il faudrait tenir compte de variables comme l'histoire personnelle et familiale, l'origine sociale et géographique de l'individu, etc.

Quoi qu'il en soit, derrière l'idée d'obéir à une donnée impersonnelle, derrière la logique de l'évidence, il y a un moment où l'on décide d'avoir recours à la Médecine, d'avoir recours au spécialiste, un point de non-retour, parce que dès lors qu'on sera patient du « centre de stérilité », on sera « stérile ».

La stérilité est un diagnostic médical et chercher à avoir un enfant, désirer un enfant, devient « stérilité » seulement quand on commence à consulter un médecin.

Le lieu de la plainte

Le cabinet médical est le lieu où l'on va se plaindre d'une souffrance qui trouve ainsi un moyen de s'exprimer.

« Je suis mariée depuis neuf ans et j'essaie d'avoir un enfant depuis six ans : je me suis mariée à 22 ans et nous avons décidé d'attendre. Les premières années nous avons pris des précautions, mais il y avait aussi des moments où nous avions des rapports comme ça, sans rien, et il n'y a pas eu d'enfant. ***Je suis allée chez un gynécologue****, il m'a dit que j'étais trop jeune pour m'inquiéter, que ça allait venir. Il m'a tranquillisée. Deux ans après,* ***je suis allée en voir un autre*** *qui m'a dit que j'étais trop grosse et qu'il fallait faire un régime. Nous avons commencé à faire des examens, des prises de sang, des spermogrammes.*

Et puis j'ai changé encore de gynécologue *: ça ne me plaisait pas trop qu'il me dise de me mettre au régime. Le troisième médecin m'a envoyée ici. Je fais tout ce que je peux; si j'ai un enfant, ça sera bien, mais* ***si je n'en ai pas je pourrai dire que j'ai vraiment fait tout ce qu'il fallait*** *».* (n.38).

« Nous sommes mariés depuis un an mais cela fait dix ans que sommes ensemble. Au début nous ne voulions pas d'enfants, et puis peu à peu, sans le vouloir vraiment, nous avons commencé à remar-

quer que quelque chose n'allait pas, que je ne tombais pas enceinte. Nous avons attendu quelques mois mais, toujours rien.

Je suis allée chez un médecin *qui nous a découragés. Nous avons décidé d'en consulter un autre, de recommencer avec les hôpitaux, les analyses et tout ça. Est-ce qu'enfin* ***nous aurons une explication ?*** » (n.116)

« *J'allais chez un gynécologue. Il m'a dit que j'avais l'utérus rétroversé mais qu'il n'empêchait pas de tomber enceinte. J'étais très déçue parce que nous voulions un enfant et que ça ne marchait pas.* ***J'ai beaucoup insisté auprès du gynécologue pour qu'il me fasse faire des examens****. Il me disait d'attendre. Nous voulons un enfant depuis un an et demi, finalement mon gynécologue m'a dit de venir là* ***pour trouver la cause****, si c'est vraiment l'utérus rétroversé ou s'il y a quelque chose d'autre qui ne va pas.* » (n.118).

Face à la première question posée, évidente, pourquoi le recours à la Médecine, les réponses ont été très inattendues et intéressantes : la question fondamentale pour les femmes interviewées est « **savoir pourquoi ça ne marche pas** » et non, comme on pourrait s'y attendre, « **avoir un enfant** ».

Souvent dans les études sociales on donne comme sous-entendu que les femmes infertiles auraient de fortes motivations pour une maternité. En d'autres termes, à l'idée d'infertilité est associée automatiquement celle du désir précis et absolu d'un enfant, qui semble ne pouvoir être arrêté d'aucune façon.

Mais, contrairement à ce que l'on pourrait attendre, ce n'est pas un enfant qui est demandé au médecin. On va chez le médecin parce que si « ça ne marche pas » alors on doit trouver la raison.

En somme le point de départ est la constatation qu'« il ne se passe rien » et là, on décide d'enquêter pour savoir pourquoi.

« *Je ne pouvais pas continuer comme ça sans rien savoir* » (n.17).

« *Je voulais découvrir la raison pour laquelle nous n'avions toujours pas d'enfant* » (n.22).

« *On vient voir s'il y a une explication* » (n.14).

Certaines femmes, mais rares, associent aussi l'idée de « faire quelque chose ». Pour trois d'entre elles c'est même comme une sorte de défi : *« Je voulais faire des recherches pour montrer aux autres que je pouvais y arriver moi aussi »* (n.17).

« Je voulais essayer d'avoir un enfant » (n.34).

Pour d'autres il y a dans la recherche de la cause une nuance de résignation :

« Je veux me mettre à l'abri » ; « ne plus y penser » (n.1) (n.9).

Une seule déclare explicitement consulter un médecin pour avoir un enfant ! (n.36).

Le parcours médical

Le choix de s'en remettre à un centre universitaire spécialisé dans la prise en charge de l'infertilité est motivé ainsi : 15 % des interviewées sont adressées par leur médecin traitant, 25 % par leur gynécologue, 20 % par des amis, 22 % par des membres de la famille, 8 % par des collègues de travail, enfin 8 % s'y sont rendues après avoir eu des informations dans des revues spécialisées.

Derrière ce choix il y a toujours l'idée « d'un autre » à qui l'on a attribué une autorité, soit pour son statut, soit pour son expérience de la situation.

« J'ai eu l'adresse par la sœur d'une dame que je connais. Elle s'est fait soigner ici ; elle aussi est restée cinq ans sans avoir d'enfants et puis on a trouvé pourquoi et elle a eu un bébé » (n.15).

Contrairement à ce que les médecins peuvent penser de la « renommée » et de la « qualité » d'un service, c'est presque toujours le bouche à oreille qui motive la décision. Les médecins croient souvent qu'ils sont choisis en fonction de leur compétence, mais en fait un tiers des choix se fait pour de tout autres raisons, comme cela est mis en évidence dans diverses études.

Le parcours médical de ces femmes se structure comme un parcours qui a déjà « épuisé » plusieurs équipes, dure depuis plusieurs années et voit se succéder de nombreux gynécologues. De fait, seules 9 patientes consultent un centre spécialisé pour la première fois, 14 ont déjà demandé un avis spécialisé, 15 ont consulté 2, 3 voire 4 gynécologues.

Mais que demandent-elles précisément ? Pourquoi changer de médecin ?

Les recherches sociologiques qui se préoccupent d'évaluer le degré de satisfaction des patients, montrent que les attitudes, les perceptions et les valeurs que le malade a, avant même de consulter, semblent déterminantes. On pourrait dire que les idées du patient déterminent l'appréciation du professionnalisme du médecin, indépendamment de ce que celui-ci a réellement fait ou dit. (Linder Pel).

« *Nous avons essayé pendant un an d'avoir un enfant, puis je suis allée chez un premier gynécologue, il m'a dit que c'était trop tôt, qu'il fallait attendre ; j'en ai consulté un autre, il m'a dit que j'étais normale, et un autre n'a rien trouvé, mais il doit bien y avoir une explication ; je suis ici pour ça* » (n.113).

« *Je suis mariée depuis cinq ans, mon mari préférait attendre ; le gynécologue nous a dit d'être patients mais au bout de deux ans j'ai commencé à faire des examens. J'ai toujours voulu un enfant. Maintenant* ***je suis ici pour savoir pourquoi je ne peux pas en avoir****. Si on me met par écrit que je ne peux pas en avoir je serai tranquille* ».

« *J'ai commencé à faire des examens parce qu'on n'avait toujours pas d'enfant. J'ai confiance dans ce Centre où on travaille en groupe ; il y aura peut-être un médecin pour moi. S'ils sont plusieurs pour discuter mon cas, ils trouveront la solution. J'attends du médecin son professionnalisme, pas une attitude paternaliste !* » (n.15).

« *Je suis venue dans un Centre spécialisé parce que c'est bien organisé. Je ne veux pas aller chez n'importe quel médecin, qui va me faire une consultation sans faire d'analyses ni rien et qui va peut-être me donner une raison pour une autre. Maintenant* ***nous voulons aller jusqu'au bout****. J'ai commencé à consulter des gynécologues,* ***mais il y en a un qui m'a juste donné une bricole, l'autre qui m'a dit qu'il n'y avait rien****, que j'étais normale, etc.* ***Mais si j'étais normale je serais déjà tombée enceinte ; il y a forcément quelque chose*** » (n.3).

« Les médecins m'ont toujours dit que j'étais trop jeune, qu'il fallait patienter, qu'on ne pouvait pas encore parler de stérilité, seulement après une année, que c'est naturel de ne pas avoir encore d'enfants. ***Maintenant, j'ai changé de médecin,*** *je n'en veux pas un qui me répète que je suis trop jeune, mais un qui me fasse faire des examens* ***: jusqu'à ce que l'on trouve la cause*** » (n.110).

« Je me suis décidée à faire des investigations, mais à la limite s'il y a un traitement à faire, je ne veux pas » (n.102).

Dans le recours à la Médecine il y a donc le besoin de comprendre pourquoi, de savoir pour quelle raison on n'a pas d'enfant, et ceci est bien différent de ce que l'on attend en général du médecin à qui on demande de nous guérir !

Le discours est très stéréotypé : il n'y a pas de grossesse, il faut comprendre **pourquoi** (et éventuellement faire des investigations). On ne sort pas de ce schéma qui semble s'imposer tout seul. Désormais on a recours à la Médecine sur la base de ce que l'on attend d'elle : une explication plus qu'un traitement.

Le savoir et le changement d'état d'esprit

On se rend compte ici que les patientes commencent à aller chez le médecin parce que quelqu'un le propose, parce que le temps passe, parce que l'entourage pose des questions, fait pression ; mais leur état d'esprit commence à changer quand elles voient que leur décision n'est pas suivie d'effet. Comme le disait une patiente juste après la consultation : *« Je n'imaginais pas que je le désirais autant »* (n.20).

« Depuis un an je fais ma courbe de température ; j'ai craqué nerveusement ; c'est pour ça que j'ai décidé d'aller chez le médecin. J'ai eu un retard de règles d'une dizaine de jours et après quand elles sont venues, je me suis rendu compte que je n'y arriverais pas ! J'ai décidé de consulter le médecin parce que je n'ai pas encore 32 ans, je veux voir si ça ne marche pas ou s'il y a un obstacle, pour ne pas avoir de remords. Je ne peux pas vivre tous les mois comme on voit dans la publicité : je suis enceinte ou pas ? ***Je veux savoir et c'est tout.*** (n.8).

« J'étais sûre, j'étais convaincue – peut-être que c'est idiot – qu'à partir du moment où j'avais décidé de ne plus prendre de précautions, je serais tombée enceinte tout de suite. C'était mon idée. ***Après cinq mois où il n'y avait rien, je me suis sentie nulle, ratée. C'est comme si j'avais pensé que j'étais parfaite, en bonne santé, normale à 100 % et maintenant je suis obligée d'admettre qu'il y a quelque chose qui ne va pas. Je ne comprends pas.*** *Mon mari a été examiné, et on lui a dit qu'il était très fécond ; et alors, j'ai compris que c'était moi qui n'allais pas »* (n.8).

On remarquera que le traitement rend le sentiment d'échec plus vif, précipitant une attitude dépressive ou révoltée : 6 patientes ont ressenti un mécontentement, 4 sont devenues plus irritables, fondaient en larmes ou avaient des crises de nerfs pendant qu'elles suivaient les traitements.

Elles commencent à chercher l'avis d'un médecin sans toutefois exprimer un désir précis de maternité mais, si le projet ne se réalise pas, le besoin d'avoir une explication devient toujours plus pressant : *« je devenais folle à force d'y penser »* (n.37).

Elles ne pensent qu'à « ça », toute l'existence en est bouleversée. La question de « savoir pourquoi » il n'y a pas de grossesse est entendue avec une urgence et une gravité qui se reflètent dans leur changement d'humeur.

90 % des femmes se décrivent tristes ou irritables (même si dans leur esprit la colère alterne avec la dépression) :

« Je suis devenue agressive avec cette colère qui montait en moi » (n.101).

« J'ai changé, je suis toujours plus mal, je n'arrive plus à rien, je ne suis jamais contente, je n'arrive pas à trouver pourquoi ; alors il doit bien y avoir quelque chose... une bricole peut-être » (n.33).

Seulement 7 femmes se disaient sereines, mais la majeure partie l'est devenue après quelques années. Pour l'une d'elles, c'est une question de personnalité (« *je suis toujours calme* »), ou d'espoir renouvelé dans ce service hospitalier (« *j'ai confiance en cet hôpital* »), ou la satisfaction d'avoir trouvé enfin la cause (« *quand j'ai vu que la prolactine était élevée, j'étais contente* » – n.105).

Deux autres (nn.101-102) affirment qu'elles se sentent bien aussi sans enfants, mais ajoutent : « *Comment ça sera dans 15 ou 20 ans ?* »

Deux se résignent à accepter le destin :

« *Je ne peux pas tomber enceinte et c'est tout* » (n.103).

« *J'en souffre, mais j'essaie de ne pas le montrer. Je suis prédestinée* » (n.36). Pour certaines le destin intervient comme quelque chose de finalement rassurant.

Mais pour la majorité d'entre elles ce n'est pas le cas, la prédestination n'existe pas : « il doit bien y avoir quelque chose ! » :

« *C'est comme une manie, une obsession, je suis absolument convaincue qu'il y a quelque chose qui ne va pas* » (n.30).

Le sentiment d'être seule rend leur souffrance plus aiguë (4 cas), alors que les traitements les précipitent dans le désespoir (4 cas).

Il n'y a que celle qui disait « vouloir » un enfant qui a gardé sa bonne humeur ; mais les autres disent être intimement métamorphosées, être devenues plus malheureuses. D'autres laissent entendre dans quelques phrases furtives, à travers quelques lapsus, que faire cet enfant est un devoir à accomplir, une épreuve à surmonter : « ***Un enfant, il faut le faire, nous devons le faire*** » (n.37).

« ***Nous n'en voulons pas vraiment****, mais nous ne faisons rien pour ne pas en avoir* » (n.14).

« *J'ai essayé un mois et je ne suis pas tombée enceinte, et même chose le deuxième et le troisième mois. Est-il possible que je m'en tire toujours "aussi bien" ?* » (n.104).

En somme chez aucune d'elles, le désir de maternité n'est dépourvu d'ambivalence :

« *Si je ne peux pas avoir d'enfants, je ferai autre chose de ma vie, nous serons plus libres* » (n.8).

« *J'ai peur de devoir dire à mon mari que c'est moi qui n'ai pas su faire un enfant, mais en même temps ça me pose problème :* ***est-ce que je le veux vraiment ?*** » (n.19).

Nous avons remarqué ensuite qu'il y avait une relation intéressante mais inverse entre la durée de l'infertilité et le changement d'état d'esprit ou d'humeur : les patientes qui cherchent à avoir un enfant depuis peu de temps (un à trois ans) sont mécontentes et tristes dans 80 % des cas, alors que celles qui disent vouloir un enfant depuis plus longtemps (quatre ans ou plus) sont un peu plus sereines (40 %). Comme si, avec le temps, elles pouvaient à la limite s'adapter à la situation, moins s'en faire, se sentir moins frustrées. On peut alors penser que les sentiments d'échec, de frustration et de déception sont plus en relation avec une réalité qui ne « répond » pas, une non-satisfaction immédiate plutôt que l'absence réelle d'un enfant, que le temps devrait rendre plus cruelle.

On peut voir d'autre part une corrélation entre cette idée que les femmes ont qu'il suffit de vouloir un enfant pour l'avoir, et l'interprétation que la Médecine propose de la santé comme une marchandise que l'on peut acheter, et qu'au fond, il suffit de vouloir et de demander.

Le besoin de savoir : un parcours tortueux

Nous avons ensuite cherché à comprendre si au cours de ce parcours médical la demande initiale des femmes s'était modifiée, en demandant quelles attentes et quelles motivations les poussaient, après des mois et des années, à consulter de nouveau. Que cherchent-elles vraiment ?

Encore une fois la réponse est la même : elles cherchent à trouver la cause, elles veulent savoir pourquoi. Le besoin de savoir est pour beaucoup (58 %) l'unique motivation pour continuer les consultations :

*« **Je veux voir** si j'ai vraiment l'utérus rétroversé ou s'il y a quelque chose qui ne va pas »* (n.118).

*« **Je veux savoir** ; après seulement je serai en paix ; si tout est en ordre il ne reste plus qu'à attendre »* (n.13).

« Au début on voulait attendre pour avoir un enfant et puis on s'est décidé ; après 2-3 mois sans résultat, on est allé chez le médecin. J'ai

fait tous les examens dans l'espoir de trouver une cause, ***parce que si je connaissais la cause, mon problème serait résolu*** » (n.105).

Pour quelques-unes il est question d'être en paix avec sa conscience, de ne pas avoir de remords et au bout du compte de pouvoir se résigner ; ou alors il s'agit de faire une ultime tentative ; pour d'autres enfin le besoin de savoir est devenu une obsession, une idée fixe, elles ne peuvent pas penser à autre chose.

« Une idée fixe »

Pour 7 femmes la vie est déterminée, conditionnée à tout moment par une idée fixe : je ne peux pas avoir d'enfants.

« *Je perds la tête à force d'y penser ; ça nous met en colère tous les deux ; c'est ma faute ; ça me paraît impossible, inconcevable, il ne manque rien, et pourtant !* » (n.37).

« *Ça me semble curieux de ne pas y arriver… ça doit être une idée fixe dans mon inconscient ; j'en suis malade* » (n.38).

L'alternative se pose souvent en ces termes : « c'est une idée fixe » ou son contraire : « ce n'est pas une idée fixe ».

De toute façon toutes s'accordent sur le fait de considérer négativement le fait de ne pouvoir penser à autre chose, elles estiment au contraire positif de se résigner, d'être capable d'avoir d'autres projets, de ne pas « en faire une maladie » ; le contraire de « l'idée fixe » c'est se résigner ou renoncer.

On note aussi que les femmes qui déclarent vouloir « *depuis toujours* » un enfant se résignent plus facilement, veulent mettre leur esprit en paix, alors que celles qui au départ ne désiraient pas une grossesse se rebellent à l'idée de devoir renoncer, ont plus souvent des variations d'humeur et refusent, au fond, d'accepter la situation.

En étudiant les dossiers cliniques, on constate que les premières n'ont pas cherché à être rapidement enceintes. On peut alors penser que parler d'une quête « *depuis toujours* », d'un désir présent depuis toujours, est une projection défensive pour masquer l'incertitude du désir.

Dans l'autre groupe, au contraire, qui verbalise mieux une position personnelle à l'égard du désir d'enfant (« *avant je ne voulais pas maintenant si* », « *je veux* » – « *je ne veux pas* »), les femmes ne semblent pas prêtes à se résigner. On peut avancer l'hypothèse – même si les chiffres réduits ne permettent pas de conclusions rapides – que celles qui ont décidé comme un acte volontaire, à un certain moment de leur vie, d'avoir un enfant, souffrent plus que celles pour qui le désir d'enfant existerait « depuis toujours ».

La déception la plus difficile à tolérer serait par conséquent celle d'une volonté et non celle d'un désir.

« Avoir la conscience tranquille »

D'autres (7) disent que *« si un enfant vient, c'est bien, autrement tant pis »* (n.9).

« Si on me met par écrit que je ne peux pas avoir d'enfant, j'aurai la conscience tranquille » (n.15). *« Si ça n'arrive pas, tant pis »* (n.14).

Pas très éloignées, bien qu'avec une signification différente, apparaissent ensuite les affirmations des autres femmes (4) qui s'en remettent « au destin » et qui ne se voient pas impliquées dans le problème de l'infertilité ; la raison se trouverait « ailleurs » :

« Je fais partie de ces femmes dont le destin est de ne pas avoir d'enfant » (n.10).

« C'est comme si je prenais quelque chose, la pilule ou le stérilet, j'ai mes règles tous les 26 jours » (n.113).

Pendant l'enquête on retrouvait souvent la phrase : « *je veux être en paix avec ma conscience* », comme si elles se sentaient coupables de ne pas avoir fait tout leur possible, de ne pas avoir tout essayé.

On peut penser que la culture actuelle répand un message anxiogène en matière de santé et de maladie.

Avant, bien sûr, il y avait le normal et le pathologique, le sain et le malade, le corps et l'esprit. Les discours étaient manichéens mais rassurants. De nos jours, au contraire, la notion de santé est si vaste (comme nous l'avons vu) qu'elle ne permet plus de fixer des limites, d'accepter ses propres limites physiques. Que les informations soient vraies ou fausses, du moment qu'elles existent, elles agissent et laissent des traces : d'une part la vulgarisation médicale s'est acharnée à responsabiliser les gens sur leur état de santé, promettant des solutions et des succès techniques ; il suffit de vouloir, il suffit d'arriver à temps ; d'autre part on dit que « tout est possible », « qu'une maladie peut arriver à tout le monde », qu'un incident de parcours peut arriver à n'importe quel moment. C'est l'angoisse du possible.

Si ce n'est pas la volonté, c'est le hasard. Si on ne peut pas mettre en doute sa bonne volonté, ça doit être le hasard ; mais dans le même temps, tant qu'il y a pas d'anomalies certaines, on laisse planer un doute sur sa bonne volonté...

Les interdits remplacent l'absence de frontière entre normal et anormal. Et ainsi, face à l'incertitude et au doute, réapparaissent certains rites et superstitions primitives (Augé1984, Cazeneuve, Favret-Saada, Douglas) : si on parle d'une chose, on la fait exister, si on nomme un mal on le convoque ; chez les patientes interrogées cette position devient « *il ne faut pas en faire une idée fixe* », « *il ne faut pas y penser* », il faut vivre sans même y penser, sans nommer le mal : parce que le mal existe, et lui concéder un espace mental c'est déjà en être atteint.

Nous reviendrons sur ce discours magique, mais cela souligne que « ne pas y penser » est la seule « bonne solution » qui ressort chez les patientes interrogées.

« Tout laisser tomber »

D'autres femmes (5) estiment être allées au bout de leurs tentatives et retiennent désormais la possibilité de « tout laisser tomber » : c'est l'annonce d'un programme qui n'admet plus de perspective future. Pour certaines il s'agit d'un ultime effort face à l'urgence due à l'âge, l'une pense à l'adoption, l'autre dira simplement « on en a marre » :

« C'est établi que je ne dois pas avoir d'enfants » (n.34).

« Il faut que je renonce vite, je n'ai plus l'âge pour faire un enfant » (n.10).

« *C'est maintenant ou jamais ; si ça vient c'est bien ; c'est pas vraiment que l'on ne peut pas faire sans, mais c'est le problème de l'âge. À 34 ans il y a un grand risque de malformation, alors j'hésite, s'il faut que je me décide, je veux que ça vienne vite. Je veux voir s'il y a des problèmes ou s'il n'y a rien, si tout est normal ; je m'en préoccuperai dans quelques années, mais dans le sens inverse, pour ne pas risquer d'en avoir* » (n.102).

« *Comme je ne tombais pas enceinte, nous avons pensé faire quelque chose. Le temps passait et nous avons décidé d'aller chez un médecin, nous avons commencé à nous en préoccuper. Depuis deux ans nous n'avons plus la paix. Avant je vivais dans l'angoisse d'être enceinte, maintenant je suis épuisée* » (n.37).

Et l'ambivalence du désir de grossesse revient dans beaucoup de réponses :

« *J'ai des hauts et des bas, **je veux et je ne veux pas**, puis je le refuse, ça suffit, je m'en fiche. Maintenant, nous faisons des petits calculs, nous voulons aller au fond du problème, après nous renoncerons complètement. Mais nous ne voulons pas être là à attendre, parce qu'après j'aurai mauvaise conscience de ne pas avoir fait tout ce qu'il est possible de faire* » (n.106).

« Aller jusqu'au bout »

Une manière de sortir de l'ambiguïté du désir consiste à faire tout ce qu'il est possible de faire (6 cas), selon ses capacités et les moyens que la technique et le savoir médical offrent. Pour d'autres femmes enfin, il s'agit de « faire ce qu'il se doit ». On a le sentiment qu'elles se soumettent à une obligation venue de l'extérieur, celle d'accomplir le devoir du bon malade, d'être comme le veut la Médecine. Il ne reste qu'à se plier, à obéir et faire, justement, ce que la Médecine dit :

« *Je fais tous les examens pour ne pas avoir de remords ; **je fais tout ce qu'il y a à faire*** » (n.101).

« *Si je ne faisais pas tout ce que je dois, je me sentirais en faute* » (n.106).

« Si je n'ai pas d'enfant, tant pis ; j'ai fait tout ce que je pouvais » (n.117).

« J'essaie de faire ce qui est possible, et après, si je ne peux pas avoir d'enfants, je déciderai autrement » (n.103).

Dans tous les cas, le but recherché est de pouvoir s'arrêter, un jour, sans avoir de remords.

« Faire tout ce qui est possible, faire ce que l'on doit » ne signifie pas cependant que ces femmes soient réellement disposées à « tout faire » ; cette affirmation, en fait, ne comporte souvent pas l'idée d'une thérapeutique précise à suivre. Si certaines citent des soins ce n'est pas pour se rendre disponibles pour eux mais plutôt pour prendre des distances.

Il faut également ajouter que les patientes qui disent être prêtes à « *aller jusqu'au bout* » se définissent dans le même temps comme irritables, nerveuses, mécontentes.

Un dernier groupe de femmes (6) s'arrêtent sur l'idée que « *il doit y avoir quelque chose* », « *moi je ne suis pas comme les autres* » :

« Peut-être que je fais partie d'une génération ratée » (n.12).

« Je crois que je suis moins bien que les autres » (n.14) ; peu de femmes de ce groupe sont encore à la recherche d'une cause.

Pour résumer, on remarque une relation inverse entre la confiance dans un savoir attribué à la Médecine, qui peut entraîner une recherche, un besoin de savoir, une volonté de faire des investigations, et un « savoir sur soi », qui porte au contraire à se considérer comme une personne incapable, inférieure, etc.

Les femmes qui se décrivent ainsi ne demandent pas pour la plupart à trouver une explication à l'infertilité, parce qu'elles le savent déjà, elles sont elles-mêmes la cause.

Celles qui exigent au contraire de connaître le pourquoi, le font comme pour pouvoir déplacer la cause de soi à un « ailleurs » ; sur quelque chose de physique, sur quelque chose en somme dont elles ne sont pas responsables.

Il y a donc deux positions : le « *je veux savoir* » chez qui s'exprimera le besoin d'avoir la conscience tranquille ; et le « *je ne suis pas comme les autres* » qui les amènera à tout laisser tomber parce que c'est le destin et qu'elles n'ont plus besoin de savoir. Ainsi le savoir s'oppose au destin. On comprend alors pourquoi on pourra choisir de se résigner lorsqu'on aura trouvé une cause, qui permettra d'exclure le destin et la responsabilité personnelle ; d'autre part, dans l'autre versant, il est compréhensible de « tout laisser tomber » puisque l'on est face à son destin.

Toutefois, l'idée de ne pas pouvoir avoir d'enfants peut devenir une idée fixe aussi bien dans le premier que dans le deuxième cas.

Un traitement ? Non, merci

La possibilité de bénéficier des « succès » offerts de nos jours par la Médecine et la Science est rarement citée par les patientes interrogées au point que l'on peut se demander comment est-il possible que ces femmes, qui aiment lire des revues médicales et des articles sur l'infertilité, qui disent avoir la « manie » de s'informer, oublient ainsi souvent de parler des traitements.

Dans leurs dossiers, on voit que des traitements ont déjà été prescrits à la moitié d'entre elles ; si on pose la question directement, 18 déclarent avoir déjà été traitées, 6 citent le médicament par son nom commercial, mais pour les autres il s'agit de « injections, comprimés, traitements » sans précision.

« Je pense que je dois prendre un traitement, mais il faut dire qu'il n'y a pas de traitement qui marche à cent pour cent, parce que moi, j'ai des problèmes (même si les médecins affirment que je n'ai rien) et donc on ne peut pas dire avec certitude que je tomberai enceinte » (n.103).

« J'attendais beaucoup du traitement, mais non, toujours rien... » (n.37).

« J'ai fait un traitement pour voir si je réussissais à avoir un enfant... mais non, ça n'a rien donné. Alors je me dis : je ne veux plus me faire soigner. Si ça vient comme ça tant mieux, sinon tant pis » (n.12).

« Pas de médicaments, il suffit de ne pas y penser, et ne me parlez pas d'adoption ! » (n.35).

Le médicament n'est pas seulement décevant, donc inutile, mais même il peut « faire du mal » :

« Les piqûres qu'on m'a prescrites m'ont fait grossir » (n.9).

« Le traitement que j'ai pris m'a complètement fichue en l'air » (n.33).

Après tout, on ne veut pas forcer les choses, aller contre la nature :

« Je ne veux pas provoquer des catastrophes » (n.104).

« Je ne veux plus de ces cochonneries » (n.19).

« On m'a prescrit des injections de Puregon. J'ai eu mes règles avec 40 jours de retard. Ils m'ont changé de traitement. J'ai changé de gynécologue » (n.38).

Dans ces propos il apparaît clairement qu'il ne s'agit pas d'une attitude passive mais au contraire très critique. D'ailleurs, des études menées dans divers champs de la médecine sur la signification d'un traitement montrent qu'un tiers au moins des patients ne suit pas les prescriptions ou ne les suit pas correctement. Les nombreux facteurs en jeu dans cette attitude ont été analysés et, par exemple, (Conrad) une étude menée sur les patients épileptiques a montré que tous les malades reconnaissent les bénéfices et les avantages du traitement de l'épilepsie, mais 42 % modifient d'eux-mêmes, la prise des médicaments, pour l'adapter à leurs propres exigences plutôt qu'à la prescription médicale. Autrement dit, le traitement est perçu dans son aspect d'instrument de maîtrise du fonctionnement du corps (et non dans une vision « thérapeutique »). Les raisons invoquées pour justifier de ne pas suivre le traitement sont le besoin de se prouver à soi-même que l'on est pas malade et le besoin de déstigmatiser la maladie. Ainsi ce qui est le plus redouté c'est la dépendance au médicament et la perte de contrôle.

Cette logique se retrouve chez les patientes que nous avons interrogées, que le traitement soit rejeté ou qu'il soit suivi. En tout cas, le médicament est un « poison », c'est toujours quelque chose doté d'une force qui s'impose et que, au bout du compte, on ne pourra plus contrôler (Derrida).

Les traitements ne rentrent pas dans le champ de la maîtrise personnelle ; il faut alors les refuser à moins d'y être contraints.

« *Je ne sais pas quel traitement faire, mais je voudrais qu'ils me disent "faites comme ci" ou "faites comme ça"* » (n.7).

« *S'ils doivent me faire une ordonnance, très bien, mais il faut avant tout aller au fond du problème, le résoudre, avant de se faire soigner. Je ne ferai jamais un traitement de moi-même, il faut qu'on me l'impose* » (n.115).

Finalement, si on est contraint de « faire un enfant », on peut à juste titre se demander si on le veut vraiment. Peut-être peut-on ainsi expliquer le fait que la majeure partie des couples refusent l'adoption bien qu'ils désirent un enfant depuis longtemps.

« *Si un jour on en veut vraiment un, on pourra l'adopter, mais pas maintenant. Mais si c'était un enfant à moi je le voudrais tout de suite ; si toutefois il faut l'adopter, non, je crois que d'abord j'attendrais. Je voudrais arranger l'appartement, acheter une voiture, et alors l'enfant serait un objet de luxe de plus et je ne voudrais pas, je pense que ça ne serait pas juste.* » (n.13).

On retrouve l'ambiguïté de la demande. Il serait intéressant de mieux préciser son contenu : s'agit-il réellement du besoin d'un enfant ? Mais alors pourquoi si peu de demandes d'adoption ? ou s'agit-il d'un désir de grossesse ? Au cours de l'entretien, les patientes sont amenées à préciser leur désir, elles disent se sentir « complètes avec un beau ventre », mais elles ne réussissent même pas à imaginer vraiment un enfant, avec tout le poids de sa réalité.

« *Moi je n'ai aucune envie de faire la nounou !* » disait une patiente.

Tout semble se passer comme si elles ne voulaient plus être stériles, espéraient « éventuellement » être enceintes, mais ne désiraient pas réellement s'occuper d'un bébé, en prendre soin jour et nuit et l'élever. On en vient à se demander si ces femmes qui réclament de façon pressante et magique un enfant à la Médecine ne cherchent pas à se décharger sur un autre de leur question, en excluant les modifications physiques et psychiques que comporte une procréation naturelle. Mais à cette demande des patientes, la Médecine ne répond qu'avec des schémas cliniques et opératoires, face à l'imprécision ; à l'ambivalence tout à fait compréhensible du désir de maternité, elle fait intervenir des normes biologiques ; aux rêves elle oppose des enquêtes toujours plus sophistiquées.

Derrière ce désir d'enfant, on pourrait entrevoir d'autres questionnements, comme : « Suis-je une femme ? Est-ce que je peux être enceinte ? Est-ce que je peux avoir un enfant ? » « Qui suis-je ? Puis-je passer de fille à mère ? » ; mais à ces interrogations, fondamentales pour chaque femme face à la maternité, le médecin répond avec une technique toujours plus « de pointe ». Ainsi se créent les bases d'une rencontre impossible entre le médecin et la patiente : puisque la question existentielle d'une femme ne pourra pas trouver sa réponse dans des actes techniques, quels qu'en soient les résultats. Là va ainsi se constituer un premier écart entre les médecins, qui pensent que les femmes veulent un enfant, demandent un traitement et ont besoin avant tout d'être rassurées, et les femmes qui, d'autre part, veulent connaître la cause, concentrent toute leur attention sur ce besoin de savoir et sont prêtes à faire toutes les démarches, les examens, mais ne sont pas prêtes à être soignées ni même peut-être – à être guéries.

Par ailleurs, au cours de la consultation médicale règne une grande harmonie.

Les médecins se jugent par rapport au savoir scientifique et non par rapport à la guérison (contrairement, par exemple, aux médecins chinois, jadis, qui étaient payés seulement après la guérison du malade). Guérir signifie trouver une confirmation objective (Canguilhem, 1978).

Pour la Médecine, le symptôme, par exemple une infertilité, n'est qu'un signe, sa présence sert à orienter le diagnostic, comme sa disparition n'implique pas nécessairement que le processus morbide soit terminé.

On a beau parler de ce que la stérilité signifie pour une femme (toute l'existence en est bouleversée !), pour le médecin l'intérêt se tourne vers le fonctionnement du corps comme lieu de la vie biologique. « Et sans allusions désobligeantes aux médecins de comédie qui font porter aux malades la responsabilité d'échecs thérapeutiques, on conviendra que l'absence de guérison de tel ou tel malade ne suffit pas à induire dans l'esprit du médecin la suspicion concernant la vertu qu'il prête, en général, à telle ou telle de ses prescriptions. Un médecin qui ne guérirait personne ne cesserait pas en droit d'être un médecin, habilité qu'il serait par un diplôme sanctionnant un savoir conventionnellement reconnu, à traiter des malades dont les maladies sont exposées dans des traités concernant la symptomatologie, l'étiologie, la pathologie, la thérapeutique. » « Le médecin n'est plus que le serviteur interchangeable d'une science assurée d'elle-même, qui se veut universelle, impersonnelle » (Bensaid).

Dans l'enquête de Lautmann sur les attentes d'une consultation médicale, on s'aperçoit que la guérison est peu citée tant par les médecins que par les patients (2 %), alors qu'apparaissent comme importants l'échange verbal, les explications du diagnostic et des traitements, la prise au sérieux de ce que dit le malade. Les médecins s'accordent avec les patients sur le peu d'importance donnée au sentiment de bien-être que peut éprouver le malade et ne comptent que les résultats positifs et concordants des examens scientifiques, seule voie objective ; exactement comme les femmes interrogées, qui ne tiennent pas compte de leur bon état de santé, qui ne sont pas tranquilles quand on leur dit « vous n'avez rien » (autrement, c'est le spectre du malade imaginaire !) – qui refusent d'attendre, et réclament d'autres examens, d'autres investigations.

Ce qui est en jeu c'est la recherche de la cause. La pensée des médecins et des patients reste causale. Si on s'interroge sur cette concordance de représentation entre soignés et soignants, on pourra voir dans cette harmonie le signe que le système médical officiel est en adéquation avec les attentes des usagers et que la majeure partie de la recherche potentielle de soins est bien satisfaite. Et pourtant il faut peut-être chercher l'explication dans l'hypothèse inverse : c'est à la demande d'être soumise, adaptée au débouché qui lui est offert ; une telle explication s'accorde avec le fait que le pivot de cette harmonie médecin-malade est de « faire un diagnostic précis », dont l'importance est reconnue avant tout par les médecins.

Dans un certain sens la Médecine ne peut accepter qu'une demande exprimée en termes médicalement recevables, comprise dans le cadre pré-établi par le système de soins. « Les médecins savent ainsi très bien ce que leurs clients veulent parce que ceux-ci sont les malades que leurs médecins veulent » (Lautmann).

D'autre part, il faut aussi envisager que, du moins partiellement, il y a une correspondance du discours médical avec les attentes des femmes « stériles » dont nous avons commencé à voir toutes les ambivalences : si elles ne sont pas certaines de vouloir un enfant, si elles peuvent rediscuter leur projet, elles savent cependant qu'elles « veulent trouver une raison » à leur fécondité ratée. La Médecine offre aux patientes une manière de « s'en sortir dans les formes », que notre culture accepte et reconnaît face aux anxiétés que la maternité suscite chez elles, elle leur permet de ne pas devoir être confrontées avec ce que signifie faire un enfant, être mères, naître mères.

Ces questions sont éludées et à la Médecine, les femmes infertiles – qui continuent de changer de gynécologue et d'hôpital, qui dépriment, qui changent même de caractère depuis qu'elles ne réussissent pas à être enceinte, – ne demandent pas avant toute chose un enfant.

À l'origine de leur recours à la Médecine, exactement comme après des années de consultations, persiste une seule question : savoir pourquoi :

« ***Si je savais la cause, j'aurais résolu mon problème*** » (n.105).
disait une patiente et une autre affirmait :

« ***Si l'on me donne un traitement, je m'y refuse*** » (n.102).

CHAPITRE III

La recherche de la cause

« *IL Y A QUELQUE CHOSE QUI NE VA PAS ; pour moi il y a une anomalie quelque part,* ***même s'ils me disent que tout va bien, moi je n'y crois pas*** » (n.33).

La recherche de la cause représente l'idée dominante qui amène les femmes infertiles à avoir recours à la Médecine. Trouver une cause permet d'organiser leur univers personnel, fragile et insécure parce que inexplicable :

« ***Si j'avais des anomalies, je laisserais tout tomber****, mais* ***je sais que je n'ai rien****, que tout va bien ; peut-être un problème d'ovule, mais je pense qu'il doit y avoir un remède à cela. Je n'ai aucune idée de la cause et de pourquoi je n'ai pas de résultats. C'est pour ça qu'au fond je me dis : c'est que je ne peux pas, parce qu'après tout il n'y a pas d'anomalies majeures. S'il fallait une opération, je ne voudrais pas risquer ma vie, mais au moins jusqu'à présent ils ne m'ont rien dit ;* ***c'est pour ça que je voudrais trouver la raison*** » (n.20).

« ***Ils disent que je n'ai rien mais c'est faux, il y a bien quelque chose*** *; il peut y avoir des causes physiques, mais ce ne sont pas les trompes, parce que j'ai fait les examens et elles sont perméables. Même mon mari a fait le spermogramme… alors* ***le problème c'est moi*** » (n.15).

Identifier une cause va permettre aux femmes de ne pas être confrontées à l'inconnu, va offrir la possibilité d'un contrôle, donner l'occasion d'ériger une barrière entre le « savoir » et le « doute » au fond d'elles-même.

En affirmant qu'« *il doit y avoir quelque chose* », en dénonçant les causes possibles, elles fixent des limites entre lesquelles elles se réfugient ; bien sûr les hypothèses peuvent être multiples et on assiste ainsi à une hésitation de fond dans laquelle elles imaginent à chaque fois diverses possibilités :

« *Il peut y avoir plein de raisons à la stérilité : les trompes bouchées, l'utérus infantile, l'absence d'hormones, un blocage psychologique ou bien c'est le mari qui n'a pas un sperme suffisant, l'absence des ovaires ou d'utérus* » (n.38).

« *Il y a des causes générales : l'utérus rétroversé, l'utérus infantile, les trompes bouchées. Ce n'est pas mon cas, elles sont perméables. Je ne connais pas la raison, il y a juste la courbe de température qui est un peu comme ci comme ça. Le sperme de mon mari est normal. Je n'arrive pas à me faire une raison, parce que moi je n'ai rien. Ils me disent de ne pas y penser, que moins on y pense mieux c'est ; ils le disent tous, mais c'est impossible de ne pas y penser !* » (n.37).

« *En ce qui me concerne, je n'ai pas d'ovulation, ça vient 2 ou 3 fois par an. J'ai toujours eu du retard dans mes règles, après j'ai commencé à comprendre l'ovulation et à savoir profiter du bon moment. Avant je ne savais rien : ça pouvait être le premier comme le dernier jour du cycle ; maintenant je sais que c'est favorable pendant 2 à 3 jours de suite ; ça peut venir de choses banales ou de choses graves, comme les trompes (moi, je n'en ai qu'une qui marche par exemple) ou avoir des kystes : une de mes voisines a été opérée de ça. Il y a différentes causes ; ça peut aussi bien être le mari ou la femme qui a des anomalies. Moi je connais une dame qui a dû prendre du Puregon et qui a eu des jumeaux. Ou une autre qui pouvait avoir des enfants mais c'était le sperme de son mari qui n'était pas bon ; ils ont fait une insémination artificielle et ils ont eu un gosse. Moi je pense que mon mari n'a pas de problème.* ***Le problème c'est moi*** *: je ne suis pas capable de faire un enfant* » (n.40).

L'affirmation « *il doit bien y avoir quelque chose* » devient le moyen pour les femmes stériles de confirmer leur impression, de structurer leurs incertitudes en une réalité compréhensible :

« Au début je pensais à plein de choses, je ne croyais pas que c'était seulement mon utérus rétroversé ; et puis mon mari a fait des examens... ça n'a rien changé. Alors peut-être que c'est l'utérus rétroversé ou une mauvaise ovulation, ou une acidité, mais au bout du compte je ne sais vraiment pas quoi penser ; ***concrètement****, il n'y a que l'utérus rétroversé, mais on dit que ça n'intervient pas dans la stérilité. Peut-être il faudrait plus de temps ou que je me donne plus de mal, mais au fond ils disent tous que je n'ai pas de problème ; on a beau dire que l'utérus rétroversé n'entre pas en ligne de compte... le fait est qu'on n'a toujours pas d'enfant et alors* ***il doit bien y avoir une raison !*** *»* (n.15).

Il faut que leurs peurs puissent se matérialiser dans une cause facilement repérable et identifiable :

« Tant que je ne vois pas la cause, je ne la connais pas » (n.1).

« J'étais angoissée à l'idée que les examens reviennent négatifs ; mais ***quand j'ai vu qu'il y avait une trompe bouchée, j'étais très contente*** *»* (n.7).

Seule la révélation d'une cause certaine et concrète donne la possibilité de se retrouver, de trouver sa place, de se « mettre en ordre ». Le fait que les patientes se placent dans un canevas d'hypothèses peut avoir un côté rassurant mais dévoile, par ailleurs, l'inutilité de l'effort à trouver la vraie raison.

« Je n'ai jamais compris, c'était à devenir folle quand j'y pense ; c'est vraiment le dernier effort que je fais » (n.117).

Le domaine de leur questionnement se circonscrit peu à peu de solides frontières que leur imagination n'essaiera plus de dépasser ni d'analyser. Même la liste des causes possibles, nous le verrons, est finalement limitée, jusqu'à s'arrêter à l'ultime solution : « *je ne sais pas* ».

L'inaccessible se résout de lui-même.

La frustration de « ne pas comprendre » motive cette volonté de s'insérer dans l'ordre des connaissances médicales, qui promet d'être exhaustif. En se tournant vers la Médecine, elles cherchent à se protéger de l'incertitude de leur état à l'aide d'une connaissance réputée scientifique et fiable.

« Je sais que je n'ovule pas tous les mois, mais je ne suis pas certaine d'être stérile ; j'espère toujours être enceinte. Je ne comprends pas qu'ils ne soient pas encore arrivés à guérir ces choses-là. La médecine a fait tellement de progrès ces derniers temps ! » (n.104).

Se dire incertaine sur la raison de son infertilité c'est chercher un autre pour s'occuper du problème : ainsi sa propre responsabilité n'est pas engagée.

La consultation médicale devient le lieu où seuls « les lois de la nature » et « le regard scientifique » sont en mesure de lire dans le corps, de délimiter le champ du possible et où l'espoir de trouver une cause ne dépend plus de leurs propres efforts.

Tout se passe comme si la femme voulait préserver ce droit de rester dans un état d'incertitude permanente en ce qui concerne sa capacité à déchiffrer le réel, jusqu'à son propre corps. Le parcours médical devient alors une véritable « quête », une recherche à mille visages et mille facettes : on peut en saisir l'évolution à travers le fait de changer continuellement de médecin, le refus fréquent des thérapeutiques proposées et, plus particulièrement, on peut en approcher la logique interne complexe à travers les raisons imaginées à l'origine de cette stérilité. Derrière ces attitudes, toutefois, il n'y a pas vraiment un manque de confiance dans le système médical en tant que tel ou un manque d'informations sur les traitements que la médecine propose et peut-être pas vraiment non plus un manque réel d'enfant : dans les réponses des femmes il semble au contraire que vient en premier lieu le « besoin de se connaître ». L'attitude de ces femmes qui demandent à la Médecine de « savoir pourquoi » semble venir d'une demande encore plus profonde : « qui suis-je ? », « c'est quoi le corps ? ».

On voit réapparaître ici dans un certain sens le dualisme corps-esprit et la perception d'un manque, d'une limite à dépasser, d'une faille dans la conscience de soi : pour ces femmes, recourir à la Science ne s'oppose pas, nous l'avons vu, à l'idée de ne pas être malade, mais témoigne d'un transfert sur un plan purement mécanique.

« ***Ce n'est pas une maladie****, mais quelque chose qui ne va pas, peut-être* ***que je suis parfaite*** *et que* ***tout marche bien****, mais il n'y a pas une bonne concordance entre mon mari et moi :* ***quand les spermatozoïdes arrivent, ils ne voient pas l'ovule*** *et alors ils ne se rencontrent pas* » (n.34).

« *Je ne crois pas avoir quelque chose de bizarre ou une maladie,* ***je pense être normale****. Je vois mes amies qui ont un enfant et je les envie. Je ne suis pas désespérée au point d'en faire une idée fixe,* ***mais je veux savoir*** » (n.17).

Le lien en apparence illogique entre le sentiment d'être en bonne santé et la recherche d'une CAUSE révèle le besoin de se trouver en terrain sécurisé, où les peurs peuvent être concrétisées, alors que la « précision » de la Médecine oriente vers des hypothèses plus difficiles à comprendre.

« *À l'hystérographie nous avons vu un rétrécissement de l'utérus : j'ai l'intestin trop bas et ça comprime l'utérus. Alors c'est pour ça que mes règles sont douloureuses, à cause de ce rétrécissement...* » (n.103).

« *Si j'avais une trompe bouchée, il y aurait une explication... et puis ils m'ont dit que l'utérus est mobile, ça veut dire qu'il avancera, mais je ne crois pas que ça soit aussi simple, n'est-ce pas ? il va comprimer l'intestin ou il va remonter ? j'ai pensé à plein de choses... que je n'avais pas d'ovulation (le plus grave serait de ne pas avoir d'ovaires). J'avais peur aussi que mon mari n'ait pas un bon sperme parce que je ne pensais pas qu'à moi, mais aussi à mon mari. J'ai supposé des choses sur lui, même si je ne lui disais rien* » (n.13).

Le compromis entre les causes imaginées par les patientes et celles proposées par la Médecine se manifeste clairement : les patientes ne se présentent pas sans préjugés à la consultation médicale, elles ont déjà une idée de ce qu'elles voudraient. Mais lorsqu'elles pénètrent dans l'univers médical elles doivent cependant faire des examens, s'intégrer dans un monde de connaissances et de pratiques complètement inconnu pour elles et qui va souvent les désorienter :

« Ils me parlent d'endométriose, mais moi je n'ai rien ; la nature est un mystère. Et puis moi j'ai l'obsession de l'âge » (n.30).

« Ils me disent que le spermogramme n'est pas parfait, mais je ne sais pas » (n.15).

La distance est grande entre les attentes des patientes et cette réalité qui ne correspond pas, qui ne peut pas offrir la « parole définitive espérée ». Cette frustration souvent implicite s'exprime dans des phrases comme : *« Si je ne trouve rien, j'abandonne », « on me dit que..., mais je ne sais pas ».*

Face à la Médecine les patientes sont de toutes façons insatisfaites parce qu'il n'y a jamais une réponse évidente et claire ; elles sont découragées face à une question qui ne trouve pas de réponse (et qui, dans la mesure où elle n'est pas vraiment assumée par la Médecine, renvoie seulement à des examens répétés à l'infini).

Le but de ce travail n'est pas d'étudier comment les femmes s'adaptent au langage médical, mais de voir comment et selon quelles dynamiques les connaissances scientifiques sont intégrées dans le vécu du sujet et re-élaborées dans une représentation de la stérilité.

La liste des causes retenues par les patientes interrogées est longue ; il ne s'agit pas en effet de substituer le savoir médical au savoir profane, mais de le transformer et de l'adapter à leurs propres exigences.

Tout ce chemin dans le monde médical va être balisé d'une série de choix, faits avec un minimum d'information – et donc un maximum d'incertitude – mais qui répondent à la seule idée claire (qui peut très bien devenir une idée fixe) : le besoin de trouver une explication acceptable pour soi et qui corresponde d'une manière ou d'une autre à ses attentes.

Les longues hésitations et la confrontation de leurs idées avec la réalité scientifique ne dévoilent pas un monde différent, au contraire, cela ne fait que renforcer les vagues connaissances initiales. La certitude ne vient pas de ce qui est appris de nouveau, mais de ce qui est déjà établi, on cherche la cause que l'on a déjà prévue : tout le contraire d'une démarche scientifique.

Les femmes infertiles ont une seule certitude, comme nous le verrons, qui ne concerne pas l'étiologie en soi : elles peuvent au fond s'adapter à toujours plus d'hypothèses à chaque fois, mais il faut que ce diagnostic soit une cause tangible, que ce soit quelque chose de physique, de bien visible dans le corps.

Les mécanismes du corps stérile

Pour étudier les hypothèses que formulent les patientes interrogées pour expliquer leur stérilité, nous leur avons demandé de parler des causes possibles : « Pourquoi, à votre avis, une femme ne peut-elle pas avoir d'enfant ? », pour passer ensuite à la question directe : « Vous êtes-vous déjà fait une idée, personnellement, de ce qui pourrait expliquer que vous n'êtes pas enceinte ? »

Cette double interrogation a permis de connaître et de séparer les raisons qui se rapportent à leur propre cas et celles qu'elles envisagent pour les autres, accordant toutefois aux deux le même degré et contenu de vérité. Les réponses plus personnelles doivent en effet tenir compte d'un certain poids du réel, doivent faire avec les informations médicales, doivent s'adapter aux résultats des examens et des analyses et permettent alors d'étudier les représentations que les femmes se font de la stérilité dans la pratique quotidienne. Les autres réponses, sur les causes de la stérilité en général, plus projectives, éclairent la conception de base de la stérilité.

Comme chaque patiente interrogée mentionne plusieurs causes possibles, nous avons tenu compte soit du total des voix citées, soit de l'ordre de préférence dans lequel elles ont été rapportées.

Les causes prises en considération, calculées sur le total des réponses, sont les suivantes :

Cause de la stérilité	*pour soi*	*en général*
altération anatomique :	16	25
trompes bouchées :	9	16
utérus malformé, utérus rétroversé :	7	6
ovaires :	–	3
problèmes masculins :	23	8
infertilité masculine	12	6
problèmes sexuels	5	2
incompatibilité :	6	–
anovulation :	8	5
problèmes hormonaux :	3	4
imperfection :	5	2
cause physique :	5	2
cause psychologique :	5	6
le destin :	3	–
les menstruations :	3	1
virus, infections :	2	–
acidité :	2	–
hérédité :	1	–
aucune idée :	3	12
autres :	3	5

Notes

La comparaison des deux colonnes permet déjà de tirer quelques conclusions :

1. Avant tout il faut remarquer qu'il n'y a pas de correspondance entre les causes invoquées pour elles-mêmes et celles données comme possibles pour la stérilité en général, à l'exception des facteurs psychologiques qui sont rapportés dans les deux cas par les mêmes sujets : ce groupe qui se distingue ainsi des autres peut sans doute être analysé séparément.

2. La cause principale de stérilité en général est l'imperméabilité tubaire, qui est aussi proposée à titre personnel par 25 % des femmes.

3. 30 % des femmes n'ont pas de réponse à la question des causes en général, mais toutes imaginent des motifs valables pour expliquer leur propre cas.

4. Seules 8 femmes mentionnent dans les causes générales la responsabilité possible du conjoint, alors que 60 % retiennent ce facteur comme cause possible dans leur propre cas, même si elles ne le citent jamais comme première hypothèse.

5. Toutes les femmes qui citent pour leur propre compte les termes « ovaires, ovulation, utérus, menstruations, imperfection » ne les citent pas ensuite dans les causes générales et, inversement, celles qui les prennent en compte pour les autres ne se les attribuent pas à elles-mêmes.

6. Parmi les causes personnelles, on a dû inclure la catégorie de la chance, du destin (8 cas) qui, d'abord citée en premier, a ensuite cédé la place à d'autres hypothèses ; aucune ne l'a citée par la suite dans le cas général.

7. 6 femmes, dans les causes personnelles, ajoutent comme « autre possibilité » : « une malformation des organes génitaux », « l'endométriose », ou « la prolactine » et une on ne peut plus improbable et vague « acidité ». Dans les causes générales, également, 5 femmes ajoutent les « kystes ovariens », un problème « d'adhérences » ou encore de « constitution ».

On pourrait imaginer qu'adopter une classification « générale », valable dans tous les cas, reflète mieux les informations médicales. Mais il faut abandonner cette idée : les motifs d'infertilité les plus fréquents dans leurs dossiers cliniques sont en effet les problèmes hormonaux et les altérations du spermogramme, globalement très peu cités. Alors que les patientes accordent une grande responsabilité aux altérations anatomiques (64 %), en particulier aux trompes non perméables (41 %), bien qu'elles ne représentent pour la Médecine qu'un faible pourcentage.

Par ailleurs, d'autres facteurs prennent une importance fondamentale dans les représentations que se font ces femmes comme par exemple l'utérus rétroversé qui scientifiquement n'est même pas une cause possible.

Nous avons aussi une confirmation de ces données avec l'ordre de préférence des causes citées. Quand elles réfléchissent à ce qui peut empêcher leur grossesse, elles se tournent d'abord vers des hypothèses (nous avons tenu compte du nombre de citations, éventuellement différent du nombre de sujets) comme une imperfection (6), l'ovulation (6), un blocage psychologique (5), ou le destin (8). Les causes physiques (3), les trompes (2), l'utérus (2) ou les problèmes masculins (2) sont plus rarement cités.

Comme deuxième cause possible, elles citent pourtant l'utérus (4), le conjoint (4), les problèmes sexuels (3), les règles (3), ou l'incompatibilité (3). En troisième position les trompes imperméables (5), et un problème masculin (3) ; en quatrième position enfin, l'incompatibilité (3) ensemble avec les problèmes hormonaux (2).

Mais, parmi les causes prises en compte pour la stérilité en général, elles citent immédiatement et fréquemment l'imperméabilité des trompes (12), et seulement dans un deuxième temps le blocage psychologique (4), ou l'utérus (3).

Les trompes « bouchées »

L'idée qui domine est celle d'une cause mécanique à la stérilité.

La stérilité est fondamentalement un élément du corps, une imperfection physique qui se résume en deux mots : les trompes bouchées.

Cette idée montre une remarquable densité phraséologique, celle que Roland Barthes appelle « compacité du langage ».

L'imperméabilité des trompes est la première idée qui vient à l'esprit de 22 % des femmes quand il s'agit d'elles-mêmes et jusqu'à 75 % d'entre elles lorsqu'il s'agit de chercher une cause en général. Quand elles prennent en considération leur propre cas, c'est avec une connotation d'angoisse que l'on ne retrouve pas dans d'autres hypothèses comme, par exemple, l'absence d'ovulation :

« *J'avais* ***l'obsession*** *des trompes bouchées* » (n.105).

« *J'ai vu que j'avais une trompe bouchée. La voilà cette maudite raison ! mais je pense qu'on doit pouvoir les ouvrir, puisqu'une de mes amies les a fait fermer* » (n.113).

On se croirait dans l'univers de la plomberie, dans un monde hydraulique, au milieu des robinets qui s'ouvrent et se ferment, dans un système de tuyaux !

La représentation du corps chez ces femmes est plutôt cohérente : quand on parle de trompes non perméables elles imaginent alors un corps mécanique et n'envisagent jamais en parallèle un problème psychologique.

Ovulation, hormones, ovaires

« ***Je n'ai pas d'ovulation.*** *J'avais mes règles en retard, après j'ai compris que c'était un problème d'ovulation. Je ne connaissais rien à la température. En plus* ***j'ai une trompe bouchée****, alors il n'y en a qu'une qui marche, c'est bien moi le problème* » (n.40).

« *Je sais que je n'ovule pas tous les mois, mais après tout il y a un espoir, ce n'est pas sûr que l'on ne puisse pas avoir d'enfants. Et pourtant ma peur c'est que le liquide séminal et le mien ne se rencontrent pas.* » (n.104).

« *Je n'ai pas d'ovulation. Ce n'est pas une maladie, c'est quelque chose qui ne marche pas. Je ne sais pas quelle est la cause de la stérilité. On peut être en pleine santé et ne pas être compatible : quand les spermatozoïdes entrent, ils n'avancent pas et ils ne rencontrent pas l'ovule.* » (n.34).

Comme on peut le voir dans les propos des patientes interrogées, elles partent d'une affirmation, « *je n'ai pas d'ovulation* », pour arriver à une autre : le rendez-vous manqué des spermatozoïdes avec l'ovule.

« *Il y a l'utérus rétroversé et l'utérus bicorne. Quand il arrive, l'ovule tombe dans la trompe et vient dans l'utérus : s'il ne peut pas passer on ne peut pas être enceinte. C'est l'utérus qui contient le bébé ; le problème avec l'utérus bicorne c'est qu'il ne peut pas le contenir. Sur les radios, ils ont dit qu'il y avait quelque chose, mais moi c'est l'ovulation mon problème, pas l'utérus !* » (n.114).

Le discours s'emballe, l'idée de l'utérus rétroversé prime sur les autres, parce que « concrètement » c'est la seule cause que l'on retrouve : l'ovulation n'est pas une notion concrète, ça n'a pas de poids, ça ne peut pas être en jeu.

On a beau savoir « qu'il n'y a pas d'ovulation » – parce que les médecins le disent –, ce sont d'autres hypothèses plus tangibles qui sont préférées : les spermatozoïdes « n'y voient pas », les trompes sont « bouchées », l'ovule « ne peut pas passer » :

C'est là un exemple du passage de l'invisible au visible, de l'inimaginable au concevable que nous avions déjà remarqué précédemment comme un besoin impérieux pour ces femmes (qui est caractéristique aussi de la vulgarisation scientifique).

À tel point que généralement on ne parle même plus d'« ovulation », mais d'un problème d'« ovaires », organe concret, localisable.

« *J'ai pensé que je n'avais pas d'ovulation. Le plus grave serait de* ***ne pas avoir d'ovaires*** » (n.13).

« *Je n'ai rien ; peut-être l'ovulation ; je n'ai pas d'anomalies graves* » (n.32) ; mais parlant plus généralement, la même patiente après avoir cité les trompes non perméables déclarait : « *le pire c'est de ne pas avoir d'ovaires* ».

On retrouve la même difficulté quand il s'agit des hormones comme cause possible de l'infertilité, même elles échappent au fond et on ne sait pas bien ce qu'elles sont :

« *Je pense que c'est comme ça parce que ça doit être comme ça, peut-être que je n'arrive pas à me décontracter pendant le rapport sexuel. C'est peut-être les hormones ; mais que ça soit une raison physique ou psychologique, je suis née comme ça* » (n.114).

Toute explication est bonne pour recouvrir le vaste champ des causes.

À l'évocation de problèmes hormonaux, l'une d'elles ajoutait : *« il y a peut-être des raisons inconscientes qui me conditionnent »* (n.17).

Pour la patiente n.105 les hormones *sont « quelque chose que je ne connaissais pas, mais si c'est rien, le problème est psychologique ».*

Comparées à l'ovulation, les hormones sont quelque chose d'encore plus vague, impalpable, mystérieux, ramené ainsi au rang d'une hypothèse psychologique (qui, nous le verrons, renvoie à l'idée d'un corps mystérieux dont on ne peut avoir la connaissance) ; mais la causalité peut aussi être renversée : ce ne sont plus les hormones, ce n'est plus un facteur organique, mais l'inquiétude de « ne pas avoir d'hormones ».

« Je ne connais pas la cause, une cause qui vient du corps, je ne crois pas, ça doit être le stress parce que je n'ai pas d'ovulation, ça vient des hormones : la prolactine c'est quelque chose qu'il y a dans le sang » (n.114).

Là encore il y a ce besoin de localiser ; les hormones « c'est quelque chose qu'il y a dans le sang » : il faut au moins pouvoir les localiser, leur donner une place concrète, physique, charnelle.

Imperfections, causes organiques, destin

Parmi les premières hypothèses concernant leur cas personnel, les patientes utilisent parfois des termes généraux comme « imperfections, cause physique » (10 cas), mais très vite la cause se précise, devient concrète, laissant place à l'idée de l'utérus rétroversé, dévié, ou à la notion d'une incompatibilité ou des trompes bouchées.

Même l'idée du destin, quand elle est citée en premier, laisse de suite place à d'autres interprétations ; et de plus elle n'apparaît jamais quand elles parlent pour le cas général :

« Je crois qu'il peut y avoir des causes physiques mais dans mon cas, on ne sait pas, ça n'a pas encore été trouvé... Si j'avais les trompes bouchées ou si je n'avais pas d'ovaires, alors tout serait clair. C'est absurde qu'une femme tombe enceinte et une autre pas. J'étais certaine de tomber enceinte, il n'y avait aucune raison pour

que ça ne marche pas. Non, ce n'est pas une maladie. C'est peut-être un problème psychologique, je suis tendue, nerveuse. Mais ce n'est pas une maladie, ça fait partie de la vie. Il y a un cycle, je n'ai pas d'explications à donner. C'est le destin. J'ai fait tout ce qu'il est possible de faire : il y a des couples qui n'ont pas d'enfants, mais pour moi il n'y a pas de raisons. Il faut que je l'accepte, j'aurais dû déjà l'accepter, mais je me suis rebellée. C'est sûrement une erreur. La nature me punit. On ne se rend pas compte de ce qu'on a pu faire pour avoir cette punition. Ou alors c'est le destin » (n.111).

Encore une fois la seule cause plausible est l'imperméabilité des trompes ou l'absence d'ovaires. Mais, si ce n'est pas le cas, mille autres interprétations sont possibles : le destin, la nature, une punition, une erreur ou un facteur psychologique. Ce qui est sûr, c'est qu'elles persistent à croire à une « cause physique » qu'il faut découvrir.

L'utérus rétroversé

L'utérus rétroversé n'est pas une cause médicale d'infertilité ; même si au cours d'une consultation un médecin a pu dire : « Madame, vous avez l'utérus rétroversé », il ne s'agit que d'une simple constatation descriptive. Mais, pour les femmes, l'idée de l'utérus rétroversé a un poids bien supérieur que ces simples mots. On peut parler de « dysovulation », « insuffisance lutéale », de « cycles anovulatoires », mais tous ces vocables scientifiques ne frappent pas l'imagination. Les mots « utérus rétroversé » ou « utérus latérodévié », au contraire, ont immédiatement une représentation. Réapparaît donc le besoin de délimiter, de remplir un vide, de traduire un savoir en une représentation concrète qui objective les raisons du manque d'enfant.

Il faut trouver quelque chose et c'est toujours à l'anatomie que l'on se réfère pour en expliquer le mécanisme :

« *C'est difficile pour mon mari de comprendre où il doit mettre le sperme parce que j'ai l'utérus rétroversé* » (n.106).

« *Avant je pensais que c'était à cause de moi : j'ai l'utérus dévié, mal mis, alors peut-être que les spermatozoïdes n'arrivent pas à remonter* » (n.107).

Quand l'utérus est cité dans les causes en général (15 %) il est défini comme « infantile », « malformé », « mal mis », « rétroversé » ; l'idée d'une malformation anatomique est au fond toujours convaincante.

Par ailleurs, l'utérus peut être imaginé comme une enveloppe qui contient du liquide (nous verrons ensuite quelle représentation de la conception ont ces femmes) ou qui est « sale ».

« J'ai besoin d'être un peu nettoyée à l'intérieur : j'ai l'utérus sale » (n.8).

De l'utérus peut même provenir de l'acidité : il peut contenir un liquide acide qui fait dire à l'une d'elles : *« Je suis "acide" »* (n.13).

La participation masculine

Mais quand il s'agit d'expliquer leur propre cas, l'hypothèse de la responsabilité de l'autre est également avancée.

La « part » qui revient à l'homme est imaginée selon trois modalités : il est question du mari dans 7 réponses et du sperme qui, 3 fois, apparaît *« insuffisant »* (n.12), *« trop liquide »* (n.102), *« avec des spermatozoïdes faibles »* (n.38).

Pour 6 femmes, le problème est de ne pas s'accorder, c'est une rencontre qui ne se fait pas, parce qu'il y a une incompatibilité, une « allergie » :

« Le sperme n'est pas compatible avec moi » (n.12).

« Il y a incompatibilité » (n.9, n.33).

« Les spermatozoïdes meurent en route » (n.7).

« Les spermatozoïdes n'avancent pas » (n.104).

Enfin pour quelques-unes le problème vient des rapports sexuels ; elles disent que les rapports sont « difficiles », « peu fréquents », mais c'est surtout « la position » adoptée qui est mise en cause :

« Je me suis fait tellement d'idées, lui il a été opéré autrefois, moi je n'ai jamais rien eu, ni retard, ni pertes, rien du tout... alors c'est peut-être la position pendant le rapport sexuel ou alors le moment de la journée » (n.12).

D'autre part nous avons déjà vu l'interprétation qui est faite de l'anatomie de l'utérus et des trompes, qui rendrait difficile « la progression » des spermatozoïdes. La représentation d'une rencontre mécanique oscille entre le rejet, le refus, « l'allergie » et un obstacle anatomique sur le chemin des spermatozoïdes.

Là encore, l'attribution d'une cause masculine à l'infertilité ne fait pas retomber la responsabilité sur l'autre en tant que personne, mais encore une fois sur le corps, sur un facteur organique qui laisse le sujet libre de toute culpabilité.

Qu'il s'agisse d'utérus rétroversé ou de liquide acide, d'une allergie ou d'une position particulière, on ne peut rien y faire, le corps est responsable.

En ce qui concerne les causes en général, l'infertilité masculine est beaucoup moins citée et seulement en troisième ou quatrième position. Quand elles pensent à la stérilité en général, les patientes sont plus libres de projeter et choisissent le modèle qui est préféré au niveau imaginaire : les trompes bouchées.

Virus et germes

Seules deux patientes parlent d'infections :

« *Une inflammation, le mal aux reins... Je pensais que je n'arriverais pas à obtenir une grossesse parce que j'avais ces douleurs aux reins* » (n.9).

« *Ça se passe comme ça parce qu'il y a une raison précise, ou un virus ou un germe ou quelque chose qui ne marche pas. J'imagine que c'est une infection très importante. Je pense qu'il doit y avoir quelque chose de précis. Je suis sûre qu'actuellement je ne peux pas être enceinte parce que quelque chose ne marche pas entre mon mari et moi. Oui, maintenant, parce qu'avant il n'y avait pas de problèmes. Je suis très nerveuse, mais ce n'est pas parce que je n'ai pas d'enfant : c'est mon caractère.* » (n.115).

On peut s'étonner, après tout le battage médiatique sur le rôle des germes dans l'apparition des maladies, que ceux-ci n'aient pas ensuite plus d'importance pour les femmes interrogées ; et c'est d'autant plus étonnant que dans les études sur l'imaginaire social (Herzlich 1969) l'infection est devenue le symbole même de la maladie parce qu'il s'agit « d'un autre » qui tend des pièges à la santé, d'une attaque extérieure à l'homme qui se défend. Les germes permettent de rejeter la responsabilité du malheur sur le monde extérieur, d'actualiser l'opposition entre bonne santé et maladie qui s'aligne sur l'opposition nature-société et individu-société : la société est coupable, à l'opposé de la nature qui est bonne.

Mais quel sens aurait cette étiologie infectieuse au regard de la stérilité ? Celle-ci en fait n'est pas conçue comme une maladie mais comme une imperfection physique ; ça ne vient pas de l'extérieur mais c'est un défaut, un manque, dont le corps est porteur.

En conclusion, pour expliquer leur propre problème ces patientes mettent en cause d'une part les spermatozoïdes et l'incompatibilité, d'autre part les trompes non perméables, tandis qu'une difficulté dans les rapports sexuels représente un facteur intermédiaire entre les deux.

On a alors l'impression d'un univers qui, malgré la multiplicité des causes évoquées, n'est finalement pas très varié.

Les causes évoquées pour la stérilité en général sont encore plus uniformes et les trompes non perméables dominent.

On peut noter qu'en passant des causes envisagées « pour soi » aux causes envisagées « pour les autres » il y a une réduction de la responsabilité attribuée à l'homme, en faveur d'une plus forte conviction pour l'idée des trompes bouchées.

L'ovaire garde la même importance que l'utérus.

L'ovulation, quand elle est citée, vient du discours médical repris passivement seulement pour son propre compte.

Le contenu culturel des hypothèses évoquées est plutôt vague. Cela se limite à quelques données anatomiques et physiologiques sur la fécondation, la participation des spermatozoïdes, l'existence de l'utérus, des trompes et des ovaires.

Des connaissances sommaires comblent une ignorance dont les causes sont multiples et complexes et ne concernent pas seulement les femmes infertiles, comme cela a été montré dans une autre recherche sur les femmes hysterectomisées (Maggioni 1985) où celles-ci définissent l'intervention chirurgicale qu'elles ont subie comme une ablation totale et ne prennent pas en compte le vagin et se limitent souvent à un : « ils m'ont tout enlevé, il n'y a plus rien à l'intérieur ».

Si les femmes stériles ajoutent les trompes à leurs connaissances anatomiques, c'est parce qu'elles sont utiles dans la construction d'une cause possible : les trompes « bouchées » sont l'obstacle à la grossesse : on dit que « ça ne vient pas, ça ne marche pas », comme en italien on dit que les enfants « arrivent » ou « n'arrivent pas », comme s'ils venaient par une route, un chemin. Si ça ne vient pas, c'est qu'il doit y avoir un obstacle à un certain niveau, la route doit être barrée quelque part.

Il s'agit de conceptions théoriques confuses et mal élaborées, mais ce qui dirige la « construction des images » est avant tout le besoin d'une connaissance qui s'objective dans le corps. Le problème n'est pas alors la correspondance et la cohérence entre le discours des femmes interrogées et le diagnostic médical, mais la construction d'une représentation personnelle des causes : souvent, on l'a vu, les patientes entendent autre chose que ce qui est dit.

Mais une fois encore cette libre représentation que se font les femmes des causes possibles ne laisse pas de place aux fantasmes inconscients sur la signification que la stérilité a pour chacune d'elles, que l'on pourrait supposer complexe et contradictoire, particulière et unique. Chaque femme devrait avoir son interprétation ! Pour les patientes interrogées ici, cet espace imaginaire est également réduit et, au fond, dépend des idées médicales. L'idée d'un blocage, d'une barrière ou d'un refus s'accorde avec l'approche médicale qui tend à localiser la maladie. La confiance dans la science médicale a un rôle qui va bien au-delà de l'efficacité thérapeutique : il suffit que la position de la Science soit rassurante pour que l'on obtienne des effets psychologiques de conviction et de certitude, sans avoir pour cela des connaissances scientifiques.

L'« ancrage », comme on dit en psychologie sociale, de cette représentation des trompes « bouchées » comme cause de la stérilité est le mythe qu'il existe un savoir scientifique comme savoir sans failles. Il est inutile donc de souligner l'insuffisance des raisonnements que tiennent les patientes qui tendent à s'orienter vers ce type d'explication qui, plus ou moins, renvoient toujours et seulement à l'idée d'un blocage, d'un obstacle, d'un défaut physique.

L'espace de la maladie

Seule une cause bien localisée et organique peut être combattue. Et on multiplie les examens, les investigations, pour bien trouver « ce qui ne va pas ».

Pourtant il existe un accord au niveau imaginaire entre les représentations de la stérilité et la conception médicale de la maladie qui permet « d'enlever » le mal. Le modèle thérapeutique le plus en vogue de nos jours en effet est la chirurgie et les patients stériles appartiennent au même univers de représentation quand ils parlent d'anomalie « opérable ».

Différentes études ont montré que ce langage objectivé, impersonnel sur la maladie et le corps est aujourd'hui très répandu : les patients font une séparation entre la partie malade et eux-mêmes. Cette façon de dépersonnaliser la maladie répond en partie, en quelque sorte, au besoin de prendre ses distances avec le mal, autorise la négation de la maladie à travers sa localisation : par exemple, on dit « j'ai mal au foie » ou encore « j'ai une phlébite » ajoutant soudain « à une jambe », de même que les femmes infertiles affirment « je ne **suis** pas malade, j'**ai** les trompes bouchées ».

Ceci est une façon de prendre ses distances avec la maladie, ou avec la part de soi qui souffre, la niant comme un « non-moi », (Cassell) ou peut-être encore plus profondément, de prendre ses distances avec son propre corps.

La Médecine qui objective les organes et leur fonctionnement met en acte cette nécessité de trouver, reconnaître et identifier le mal, non pas en termes symboliques, mais en le traitant comme une entité, en lui donnant une existence, déclarant même le « voir », autrefois dans l'apparence physique et aujourd'hui au niveau cellulaire.

Jadis, la peste, la lèpre, la syphilis, la variole étaient des maladies qui marquaient le corps visiblement : elles étaient « l'horrible extériorisé du mal qui sort du corps » (Herzlich 1970). La tuberculose a ensuite signé le passage d'une lecture de la maladie de l'extérieur vers l'intérieur du corps. Le regard de la Médecine s'est porté vers l'intérieur. C'est dans le corps et non plus sur le corps, extérieurement intact, que nous décodons de nos jours la maladie, mais la logique est la même ; il faut voir, à un certain niveau – organique, cellulaire, intracellulaire, moléculaire – la lésion, la rendre visible (Maggioni 1982).

Et le corps reste un objet parmi d'autres, réduit à son extension visible, espace visible et lisible (Foucault 1968). Un « cadre » clinique, un « cadre » pathologique ; découpé de l'histoire du sujet, des émotions et de toute possibilité créative que seule l'introduction de la catégorie du temps rendrait pensable.

Il ne faut pas s'étonner alors que les femmes imaginent une anomalie opérable, une erreur bien localisée dans l'espace corporel (quelle vision mélancolique du corps ! Vision mélancolique de l'anatomiste qui, après avoir bien disséqué le corps, ne trouve pas la personne, dirait Starobinski).

Pour tout dire, c'est une perception du corps interne, véhiculée par la Médecine et acceptée par les femmes à un niveau bien plus profond que celui d'une simple adaptation au langage médical ou d'une simple reprise pour son propre compte des diagnostics médicaux.

On peut ne rien comprendre à l'exacte définition de la maladie, et nous avons vu les différences qui existent entre les théories explicatives médicales et leur interprétation de la part des patients, mais c'est la représentation du corps lui-même qui va être « médicalisée ».

La stérilité est exclue du corps que l'on vit et expérimente, qui aime et qui souffre et se résume et se condense en une « image » : celle des **trompes bouchées**.

Théories médicales et image du corps

Il serait intéressant de retrouver, à travers le discours des patientes interrogées, la superposition des différentes théories étiologiques qui se sont développées avec le temps, références à des hypothèses médicales du passé.

Les patientes mélangent différents discours qui renvoient aux « mythes du corps », dont on pourrait quasiment retrouver une « géologie » (Peter) ; mais tout cela sort du cadre de cette recherche.

À titre d'exemple, on peut seulement faire allusion au fait que, par exemple, on retrouve l'image du corps selon la conception d'Hippocrate, à savoir celle d'un microcosme résultant de la combinaison de matériaux fondamentaux dotés de qualités tout autant fondamentales (les humeurs) qui déterminent le tempérament. En ce sens, on pourrait interpréter selon la théorie des humeurs la conviction : « *je suis acide* » et donc, par conséquent, « *je tue les spermatozoïdes* ».

Une autre parle de l'utérus qui « *rejette* » l'enfant, et on peut retrouver dans cette affirmation l'écho de la « vertu rétentrice » d'Aristote.

Puis au Moyen Âge c'est l'équilibre des humeurs qui déterminent la santé et ceci se retrouve aussi chez quelques patientes.

Plus souvent, dans leurs propos, apparaît la représentation cartésienne du corps-machine, dont le cœur est le moteur, ou bien la représentation du corps de Hoffman qui, sous l'influence de Leibniz, parlait d'un système de forces en équilibre, ou encore celle de Haller, pour lequel les forces en jeu sont dominées par le « tonus » des nerfs : « *Je suis une boule de nerfs* », « *C'est les nerfs qui me bloquent* ».

Mais les femmes stériles se tournent plus souvent vers une cause purement mécanique, privilégiant ce qu'on pourrait appeler le modèle cartésien proposé par la Médecine : **le corps est un espace objectif par opposition à l'âme, à la pensée, à la volonté et aux passions**. (Bonicalzi 1987).

Pour l'interprétation d'une cause psychologique aussi, nous le verrons, il s'agira d'un « *c'est un blocage dans la tête* », d'une « *idée fixe* » qui occupe la pensée. Même les causes masculines se réduisent essentiellement à des mécanismes de « *blocage* » et de « *rejet* ». Le corps est un objet mécanique, avec un « *blocage* » quelque part.

Et la cause organique qu'elles cherchent offre une interprétation du mal au seul niveau organique, parce que réel : le mal est

« coupé » de toute référence symbolique, est maintenu au niveau matériel ; ainsi même les concepts pris dans leur valeur « faciale » et non métaphorique n'ouvrent sur aucun univers imaginaire : « il n'y a plus d'espace libre pour un travail du sens » dirait encore Augé (1984) ; pour la Médecine le corps est simplement « banal » (Sami Ali).

Après Descartes, il n'est plus nécessaire de scruter le monde (le livre de la Nature) pour trouver quels signes s'y présentent et comment les interpréter ; l'ordre de la signification et celui de la causalité sont trop éloignés pour qu'il y ait une relation. La matière se réduit à l'étendue et la pensée ne ressemble qu'à elle-même (Sperber).

De la même manière, pour la Médecine, les signes que le corps offre disent simplement ce qu'ils donnent à voir, au niveau du corps.

Le problème n'est plus de savoir si l'allergie ou les trompes bouchées sont des causes explicatives satisfaisantes ou non, mais de décrire avec ces images des faits déjà acquis.

Les « trompes bouchées » n'offrent pas une interprétation symbolique du mal : prises dans leur sens apparent ce sont des images qui se referment sur elles-mêmes. Banalement, elles indiquent ce qui se voit, elles décrivent ce qui est, « images banales d'un stéréotype » (Sami Ali).

L'efficacité de la représentation des trompes non perméables n'est pas due par conséquent à une réapparition du syncrétisme préclassique, mais à la pénétration de la pensée médicale qui prétend établir des équivalences entre des signes qui n'ont plus rien de symbolique, signes qui n'ouvrent à aucune autre clef de lecture, qui ne renvoient plus à rien (Ricœur, Rosolato, Levi-Strauss).

La cause de la stérilité est celle qui se voit.

Le sens est dissimulé sous la cause : dire que les trompes sont bouchées ne véhicule pas une signification, mais dit simplement ce qui se voit.

Pourtant ce corps qui ne renvoie à aucun ordre universel, ce « silence du corps », porte en lui aussi une peur, pas très différente de l'horreur que suscitait autrefois le corps malade : la peur d'un physique qui se dérobe, qui ne dit rien. Que faire alors pour l'exorciser ?

On multiplie les examens médicaux pour que le corps révèle son secret.

Ce sont comme des offrandes et des sacrifices (en temps, en argent, en ardeur) pourvu que lui, le corps, aille bien, mais s'il n'obéit pas ? s'il se dérobe au contrôle de la volonté ?

Peut-être que toute cette banalisation du corps, cette stérilité minimisée, – rien d'autre que les trompes bouchées –, n'est que l'expression d'une peur profonde qui remonte à la surface, comme une rengaine, dans ces phrases que nous avons vues si souvent : « ***il ne faut pas y penser*** ».

Il ne faut pas laisser de place à la peur. Dans un monde incapable de percevoir la signification de son être en relation avec l'univers, c'est-à-dire la signification de sa propre histoire, dans un monde comme celui de la Médecine où les questions de sens n'ont pas de place, on peut juste « ne pas y penser », et au lieu du questionnement sur le pourquoi, – un enfant, une maternité, pour qui, comment, quand –, on peut seulement partir à la recherche du mécanisme grippé dans un corps objet qui ne fonctionne pas.

Est-ce que ça peut être psychologique ?

Cette peur se révèle de façon encore plus évidente lorsqu'on en vient à considérer le corps comme une unité psychosomatique, lorsqu'on recherche une éventuelle participation psychologique, lorsqu'on ouvre la porte sur la possibilité de l'existence de l'inconscient, pour ré-introduire, comme disent les psychologues, le sujet.

Dans la littérature médicale la stérilité est aussi considérée comme une affection « psychosomatique », et l'existence de causes psychologiques est reconnue pour cette pathologie, alors que très peu de patientes font l'hypothèse de ces causes psychologiques.

Pour la majorité des patientes interrogées, la cause psychologique est au contraire la plus repoussée, la plus angoissante, parce qu'elle pose le problème du rapport de soi à son corps. Parce que l'enjeu, bien plus important que le simple lien de causalité, serait alors leur responsabilité personnelle dans la maladie.

Ainsi admettre ne serait-ce qu'un instant l'existence d'un Moi qui n'est plus seulement physique, c'est ouvrir l'abîme de sa propre participation dans la genèse de la maladie ; car « *si le corps physique peut être responsable, moi je ne le suis pas* », mais si des facteurs psychologiques peuvent avoir un poids alors « *je dois me remettre en question* ».

« ***Si c'est un problème physique on peut trouver une solution ; mais si c'est psychologique, comment faire pour le contrôler ?*** *jusqu'à quel point mes soucis influencent-ils tout ça, je ne sais pas, mais alors : comment pourrais-je contrôler la situation ?* » (n.102).

Les femmes stériles ne reconnaissent aucune étiologie psychique à la stérilité, qui pour elles est et reste un problème physique. Il s'agit de mettre à l'écart le corps, de séparer l'esprit, puisqu'à la causalité psychique s'associe nécessairement l'idée d'une solution impossible :

« *Parfois je suis tendue, mais je ne pense pas que ça soit vraiment important ; ça pourrait jouer un rôle si tous les examens ne donnaient rien, s'il n'y avait rien alors on pourrait penser que peut-être c'est parce que je suis tendue nerveusement, mais il y a des causes plus graves (les cycles irréguliers, ou le mari)* » (n.116).

« *Il peut y avoir des facteurs psychosomatiques, mais je ne vais sûrement pas faire une introspection pour savoir lesquels. Mais si c'est ça c'est très grave parce qu'une cause physique on peut la soigner, prendre des comprimés* ***mais une cause psychologique, qu'est-ce qu'on peut faire*** *? Je pense qu'il peut y avoir des problèmes mais je ne vois pas comment je pourrais les changer* » (n.3).

Les rares patientes qui admettent l'existence de facteurs psychologiques sont aussi celles qui parlent de culpabilité, alors que celles qui réfutent ces facteurs ont l'espoir d'une solution.

Et s'il leur faut vraiment admettre que « le mental existe », alors c'est la dernière des causes, la dernière possibilité avant l'irrationnel, la dernière à prendre en compte si le corps ne révélait pas le secret de la stérilité, mais elles y sont toujours rebelles :

« *Ça m'énerve quand ils disent que c'est psychologique* » (n.10).

Inutile de souligner combien cette conception est absolument dichotomique, rigide et cartésienne : c'est l'idée que la personne est divisible en « physique » et « mental ».

Bien sûr les femmes infertiles ne vivent pas hors du monde actuel. Quand on leur pose directement la question, elles admettent toutes, en général, que les facteurs psychologiques peuvent influer sur l'origine de la maladie, presque à contrecœur elles leur reconnaissent une responsabilité dans la stérilité en général, mais c'est pour elles-mêmes qu'elles les refusent. L'idée même qu'il puisse y avoir des causes psychologiques dans leur cas particulier est carrément rapportée comme étant l'idée des autres :

« ***Ils m'ont dit*** *que ça peut être psychologique, mais c'est à force de trop y penser* » (n.34).

« ***Ils disent*** *que ça vient du cerveau* » (n.12).

« *Ils disent que ça peut être psychologique* » (n.115).

« *Ils disent que ça devient une obsession* » (n.105).

« *Ils disent que c'est nerveux* » (n.104).

« *Ils m'ont dit de me détendre* » (n.1).

« *Ils disent que c'est psychologique* » (n.103).

« *Ils disent qu'il y a des causes psychologiques* » (n.16).

D'autres causes de la stérilité sont rapportées par ouï-dire, en modifiant leur importance ou en déformant les noms, mais confronté à l'hypothèse psychologique le besoin de prendre ses distances se fait sentir, même verbalement : « *ils m'ont dit que* ».

Les hypothèses de la psychogenèse

On a cherché alors à analyser plus en détail les modèles psychosomatiques sous-entendus dans les paroles des patientes, pas tellement pour savoir si la stérilité est « psychosomatique » (et peut-être, à y bien regarder, toute maladie l'est), mais pour comprendre comment cette idée de la participation psychique va être négociée entre les médecins et les patientes.

À partir de la Seconde Guerre mondiale la Médecine accorde un intérêt croissant à ce que l'on définit comme le monde psychosomatique.

De nombreux auteurs ont cherché à expliquer le désordre psychosomatique, sa physiopathologie et sa pathogénicité en termes de relation causale entre certains facteurs (la personnalité, les conflits intrapsychiques, etc.) et les symptômes organiques. Il existerait ainsi un lien direct entre des facteurs psychiques ou des profils de personnalités spécifiques (Dumbar) qui seraient « pathogènes », générateurs de maladie, et l'état morbide.

L'école américaine, par exemple, a essayé de définir un profil de femme stérile : femmes névrosées, infantiles, « masculines », trop matérialistes, incapables de concevoir (Bos-Cleghorn).

Alexander suggère que la maladie psychosomatique est liée, au contraire, non pas à une personnalité spécifique mais à un conflit psychique spécifique.

Les réponses neurovégétatives ne seraient pas liées à un ou plusieurs facteurs psychologiques mais à la dynamique inconsciente qui les détermine. Selon d'autres théories il n'y aurait aucune spécificité ; le choix de l'organe, du symptôme physique dépendrait de facteurs concomitants ou associés ou constitutionnels. Ainsi Weiss et English dans le sillage de Freud et de la théorie de la conversion hystérique postulaient qu'il existerait un langage d'organe personnel.

Autrement dit, le choix des organes malades se ferait sur la base de la signification symbolique de tel organe pour tel individu. Sontag suggère que le développement infantile conditionnerait l'expression de l'anxiété selon certaines voies physiologiques préférentielles.

Il est presque évident que, malgré l'intérêt de ces recherches, la conception de la psychosomatique restait encore caractérisée par une dichotomie corps-esprit que l'on retrouve dans l'expression de Weiss et English : « combien de l'un et combien de l'autre ? »

Plus récemment ont été souligné des traits spécifiques de la personnalité (Knapp, Groen, Gildea) et le modèle de la psychogenèse a produit d'autres modèles (Minuchin, Lipowski) qui prennent en considération les conflits intrapsychiques et les traits dominants de la personnalité.

À l'heure actuelle il semblerait, d'après la littérature, qu'il n'existe pas une personnalité spécifique pour chaque maladie.

On retrouve les mêmes difficultés explicatives si on observe les hypothèses somato-psychiques.

De nombreux auteurs ont souligné l'existence d'une « faiblesse » héréditaire ou acquise, localisée ou diffuse qui déterminerait le choix de l'organe-cible.

Bauer parlait d'une infériorité d'organe, Hendrick d'infantilisme physique, d'immaturité du processus homéostatique dans un certain organe.

Pour Alexander c'est la structure psychodynamique infantile qui entre en jeu, et un facteur physique constitutionnel, facteur X, ou la vulnérabilité spécifique de l'organe concerné.

Schmale pense pouvoir prédire l'évolution psychodynamique, par exemple l'apparition d'un cancer, à partir des seules données psychologiques.

Bahson voit dans les maladies psychosomatiques le résultat d'une régression : le cancer serait une sorte d'alternative à la psychose. Ainsi l'école psychosomatique française décrit une insuffisance du processus de mentalisation, un appauvrissement de la vie fantasmatique en faveur d'une « pensée opératoire », mode de pensée très lié à la réalité concrète, sans rêve et sans symbole. La maladie psychosomatique aurait alors une particularité : l'impossibilité d'exprimer les fantaisies et les rêves, d'élaborer les conflits au niveau mental (Marty).

Ces théories psychosomatiques sont aussi nombreuses que complexes. Les hypothèses pour expliquer le saut du « psychique à l'organique » (Freud) sont encore plus complexes. Il suffit de penser aux mécanismes supposés impliqués dans le cas de la stérilité, le rôle du stress, des émotions… etc.

Pourtant, dans un certain sens, les émotions et la personnalité sont des produits culturels ; les opinions et les valeurs culturelles déterminent les affects qui sont perçus, sentis, répertoriés, et évalués positivement ou négativement et ces expériences seront reconnues comme « émotions ».

L'univers socioculturel offre les catégories à travers lesquelles le corps et les expériences psychologiques vont être perçues et interprétées (Fisher, Mechanic). Cet aspect contribue également à la construction de la maladie dans la relation médecin-malade.

On sait par ailleurs que, pour les médecins, porter le diagnostic d'une personnalité pathologique, d'une émotion pathologique ou d'une maladie psychosomatique peut être une façon de déplacer la responsabilité de l'étiologie, d'une aggravation de l'état ou d'un échec thérapeutique, du médecin vers le malade ou vers la partie atteinte du Moi du patient.

« *Mon dernier gynéco m'a dit de rester tranquille, de me détendre, mais sincèrement, à partir du moment où on s'est dit : si ça marche tant mieux, sinon tant pis, je ne suis plus préoccupée de voir si ça vient ou pas, je vis ma vie normalement. Je n'ai jamais pensé : si je tombe enceinte je devrais renoncer aux vacances. Je n'ai jamais attendu les règles en me disant : si elles ne viennent pas je change tout à ma vie* » (n.1).

On peut comprendre que les patientes refusent d'envisager une cause psychologique pour pouvoir rester des malades curables, partenaires de ce monde médical qui promet explications et succès.

Bien sûr, si on parcourt les questionnaires, on trouvera des mots qui évoquent les théories psychosomatiques : des mots comme « *tempérament* », « *faiblesse physique* », « *hérédité* », « *inconscient* », « *peur* », « *traumatisme infantile* », « *émotions* »... ; si d'un côté ils reflètent combien les femmes ont appris sur le sujet, d'un autre côté ils ne sont pas reconnus comme pouvant évoquer une cause réelle possible.

« *Mon mari et moi avons souvent réfléchi aux causes possibles : au début on pensait que c'était lui le problème parce qu'il avait été opéré ; et puis j'ai fait différents contrôles mais les médecins m'ont toujours dit que j'étais encore très jeune, que je ne devais pas m'en faire, que je n'étais pas stérile et qu'il fallait juste patienter. Mais tous les médecins m'ont dit la même chose et je continue à attendre. Je ne sais pas, il s'agit peut-être de quelque chose d'inconscient.*

Je me suis toujours préoccupée de la contraception : je n'aurais jamais pensé devoir me préoccuper à l'inverse d'essayer d'avoir des enfants. De temps en temps je me dis qu'un jour je découvrirai que tout ce que j'ai fait ne sert à rien... » (n.110).

Une seule admet la possibilité d'un traumatisme dans l'enfance comme origine possible à la maladie mais pas en ce qui la concerne :

« *Peut-être que le facteur psychologique compte, si on désire un enfant au-delà de toute raison, ou si on a eu un choc dans l'enfance, qui rejaillit sur le futur : tant qu'on n'arrive pas à se débloquer on ne peut pas tomber enceinte. En ce qui me concerne, je ne saurais pas dire : j'ai eu une enfance heureuse, mais je suis nerveuse, alors peut-être c'est pour ça...* » (n.103).

Plus généralement elles reconnaissent l'influence des « émotions » en termes de tension, de nerfs :

« *C'est peut-être émotif, la tension nerveuse, je ne sais pas* » (n.9).

« *On est nerveux... je ne sais pas* » (n.8).

Mais au fond ce qui est « nerveux » est encore compris comme quelque chose qui vient de l'extérieur, le vrai problème est que **ça se bloque** (pendant les rapports sexuels) et qu'on n'arrive pas à **se détendre** :

« *C'est peut-être nerveux... la prise de température... quand je me suis rendu compte que j'ovulais, que* ***c'était le bon moment, alors on faisait l'amour mais je n'arrivais pas à me détendre, je n'en avais pas envie*** » (n 17).

« *Ils m'ont dit que ça dépendait du fait que j'étais nerveuse, d'un facteur psychologique. Même inconsciemment ça peut être* ***une idée fixe****, dont je ne me rend pas compte, mais il y a toujours quelque chose, même si je me dis : laisse faire, n'en fais pas une maladie.* ***Si les rapports sexuels manquent de charme, ce n'est pas de ma faute, je n'arrive pas à me concentrer*** » (n.104).

Mais l'explication préférée reste « avoir une idée fixe », interprétée comme le résultat de « trop y penser » le facteur psychologique donc, en admettant qu'il intervienne, est une « obsession » et si le désir d'enfant devient une « idée fixe », le corps se « bloque » (et les rapports sexuels aussi par conséquent).

« *Oui, bien sûr, le stress, l'anxiété. Quand on le veut trop fort, à tout prix, ça ne marche pas, c'est moi la cause.* ***Si on désire trop quelque chose, on ne l'obtient pas*** » (n.101).

« *Je pense qu'il peut y avoir des raisons psychologiques : ils m'ont dit qu'on peut ne pas tomber enceinte si on a des idées fixes à ce sujet. Mais dans mon cas ce n'est pas comme ça* » (n.115).

« *Je ne crois pas, ils disent que certains sont* ***obsédés avec ça****, mais je ne pense pas être comme ça ; pour moi, cet enfant, ce n'est pas une "****idée fixe****"* » (n.14).

« *Des amis disent que c'est le fait de* ***trop y penser****, d'être nerveuse... mais je ne sais pas* » (n.118).

« *Peut-être que* ***je le désire trop*** *et alors ça ne marche pas* » (n.36).

« *Ils m'ont dit de ne pas trop y penser.* ***Moins on y pense mieux c'est****, mais c'est impossible de ne pas y penser !* » (n.37).

« ***C'est une idée fixe dans mon inconscient*** » (n.38).

« ***Oui, si c'est une idée fixe*** » (n.40).

L'idée fixe s'oppose au mouvement, au corps, à la vie. Quand le médecin ou les amis ou l'entourage, face à la complainte de la stérilité qui se répète et qui ne trouve pas de soulagement, conseille de « ne pas en faire une maladie », de continuer à vivre normalement, les femmes infertiles traduisent « qu'il ne faut pas trop y penser, pour ne pas en faire une "idée fixe" ».

Mais, le désir de « ne pas en faire une idée fixe », le « ne pas y penser » est encore une forme de défense face à ses propres angoisses, une manière de se protéger, quand on n'en a pas d'autres ; comme devant le diagnostic de cancer, quand la première défense est de dire « ce n'est pas vrai » ; bien faible défense contre l'angoisse qui ne pourra que réapparaître d'une autre façon (Kübler Ross).

La parade des femmes infertiles : « ne pas y penser » est un désir de minimiser leurs peurs, de ne pas leur laisser de « champ » mais c'est une défense très primaire ; par là resurgit le monde primitif des rites et des tabous, le règne de la magie : penser au mal c'est lui donner consistance. Il est des choses – la sexualité, faire un enfant – auxquelles il est préférable de ne pas penser.

Reconnaître ou mieux nier l'origine psychologique des problèmes pour les patientes infertiles exprime seulement le souci de garder le contrôle du corps physique. D'autres groupes de malades (par exemple les patients atteints de pathologie gastro-intestinale ou d'asthme) sont au contraire prêts à reconnaître l'influence des facteurs psychologiques dans la genèse de leur troubles, se référant aux modèles psychosomatiques de la médecine. Ils accordent même un rôle « déclenchant » aux émotions, et attribuent à leur environnement la responsabilité de leur bien-être, et ils sont prêts à dire qu'une crise d'asthme ou de colite a été déclenchée par un environnement négatif (Helman).

Mais les femmes infertiles, même lorsqu'elles font état de conditions de vie difficiles au travail ou à la maison, ne sont pas convaincues que cela puisse être important :

« *Je pense que la tension nerveuse peut être négative, quand on ne peut pas avoir d'enfant c'est vrai que c'est stressant, on est sur les nerfs, mais je ne pense pas que ça joue vraiment* » (n.111).

« *Si c'était ça, nous l'aurions déjà* » (n.15).

Toutes s'accordent à n'attribuer aucun poids à la société et ainsi l'hypothèse psychologique est conçue sur le modèle du « blocage » c'est la tête qui bloque le corps.

« *J'en suis venue à penser que c'est psychologique. C'est tellement une "**idée fixe**" de faire cet enfant que **ma tête est encombrée**, je ne pense qu'à ça ; ça m'empêche de penser à autre chose, je ne me sens pas libre, tranquille comme je devrais. Je ne crois pas avoir quelque chose de bizarre, une maladie ou quelque chose d'autre, je ne pense pas être malade* » (n.17).

« *Je ne sais pas pourquoi, je n'ai rien, alors je me dis : c'est moi qui me bloque, **c'est dans la tête*** » (n.10).

« *C'est la tête trop **occupée** à penser au bébé qui empêche de tomber enceinte* ».

« *Oui, **je me bloque**, mon esprit refuse ; c'est l'esprit qui refuse, c'est un problème de suggestion, on peut dire que notre esprit réussit à influencer notre corps* » (n.106).

« *J'ai eu un retard de règles. **Le psychisme a réussi à bloquer les règles, mais le corps s'est révolté** » (n.38).*

Ainsi comme il y a un blocage dans le corps, il peut y avoir un « blocage » dans la tête : les trompes bouchées et l'idée fixe appartiennent au même univers de représentations mécaniques. Même les facteurs psychologiques sont alors objectivés et vus comme s'ils étaient, d'une certaine façon, autonomes et indépendants du contrôle de l'individu.

« *Je me sens humiliée, j'ai une bonne santé pourtant, c'est un drôle de destin, c'est la nature qui décide ; ça a peut-être à voir avec le stress, mais je ne sais pas vraiment. Peut-être que c'est la vie que j'ai eu dans mon enfance... mais je ne crois pas, les enfants* ***c'est automatique*** » (n.117).

Il faudrait que la maternité soit automatique : ce souhait est parfaitement cohérent avec le parcours des patients stériles qui, ayant fait de la procréation un projet, une décision, une volonté, craignent la perte de contrôle qu'impliquent les facteurs psychologiques, perçus comme inconnus et inaccessibles. Comme nous l'avons déjà vu, ils préfèrent une raison organique qui garantit, dans son « innocence », la non-responsabilité du patient.

Et de la même façon, la conception d'un enfant est vue comme quelque chose de mécanique, rien ne peut la conditionner :

« *Je sais que l'ovule fait ceci et cela, le spermatozoïde comme ci et comme ça ; alors pourquoi ne se rencontrent-ils pas ?* » (n.21).

« *C'est la nature qui décide toute seule du bon moment* » (n.25).

La stérilité n'est pas influencée par l'hérédité, les habitudes de vie, les vacances

Avec cette vision des choses on peut comprendre que des facteurs réputés influents pour d'autres maladies (comme l'hérédité, les habitudes de vie, le stress, les vacances) n'interviennent pas dans l'existence de la stérilité.

Pour les femmes infertiles (11 seulement le reconnaissent) l'hérédité influe sur l'aspect extérieur du corps, les traits, les ressemblances. De même un certain mode de vie, certains comportements peuvent être reconnus comme héréditaires ; et inversement l'alimentation, le mode de vie (faire du sport par exemple…) sont des choix personnels qui peuvent modifier le corps.

« *Je ressemble à mes parents. La façon de se nourrir peut jouer un rôle, mais ce qui compte c'est l'hérédité physique* » (n.118).

« *Mes parents sont très maigres ; moi au contraire je suis gourmande, alors je ne sais pas d'où ça vient* » (n.113).

« *Je suis comme ils m'ont faite, même dans la façon de me comporter* » (n.101).

« *Il y a des traits qui ne changent pas. Je pense que la famille donne une direction pour la vie* » (n.8).

« *Avant j'étais plus maigre. C'est en partie héréditaire, en partie alimentaire ; là j'ai un peu grossi. Mais il faut dire que ma mère et ma grand-mère sont assez fortes. Alors j'essaie de ne pas trop manger* » (n.115).

« *Pour le physique c'est l'hérédité qui compte beaucoup, mais une partie est due aussi à la façon de manger, au mode de vie, à la sédentarité, au manque d'exercice* » (n.111).

« *Non, ce n'est pas un problème d'hérédité ; c'est plutôt la manière de vivre, de se nourrir, de faire du sport ou peut-être d'en faire trop peu qui conditionne notre corps* » (n.20).

Mais la stérilité n'est liée ni à l'hérédité ni aux habitudes de vie, ni à des choix alimentaires particuliers.

« *Je travaille beaucoup, je peux envisager d'arrêter de travailler ; mais le travail m'évite de penser à mes problèmes. Avant je pensais que c'étaient les soucis, que c'était le fait d'en faire une fixation, de se concentrer, mais maintenant ça va bien, il n'y a plus rien qui me tracasse* » (n.20).

Elles affirment : « *Oui, c'est important, je fais un travail fatigant* », mais rajoutent immédiatement : « *mais je ne suis pas fatiguée* ». Cela n'engage pas leur responsabilité. Le stress est vécu comme une contrainte qui vient de l'extérieur, à laquelle elles n'attribuent pas beaucoup d'importance :

« *Oui, ça peut jouer ; moi par exemple j'ai des conditions de travail qui me font souffrir ; on passe une bonne partie de la vie au travail et on n'est pas bien dans sa peau, physiquement et moralement, c'est très triste. Et si on est stérile c'est encore pire »* (n.32).

L'importance du stress dans l'environnement social est reconnue par 18 femmes, contre 10 qui ne lui reconnaissent que peu de valeur, et 5 qui n'admettent pas son influence sur la stérilité.

Parfois l'idée de stress est reliée à l'idée de bouger sans cesse :

« Je marche tout le temps, je monte et je descends les escaliers » (n.30).

*« Je ne sais pas, je bouge sans arrêt » (*n.37).

Dans le chapitre suivant nous verrons, à l'opposé, la valeur que ces femmes peuvent donner au repos, à la relaxation, au sommeil, cités comme source de sensations pacifiques parce que finalement, dans ces moments-là, leur corps se « tait », ne se fait pas sentir, peut être oublié. Mais les vacances ne peuvent pas non plus résoudre leurs problèmes : aucune patiente interrogée ne les juge utiles pour leur cas personnel et une seule en parle pour les autres :

« Ils m'ont dit que le repos, le calme c'est important, mais pas pour moi » (n.10).

« Avant je pensais que ça pouvait venir de mon anxiété, mais j'ai eu aussi des moments très tranquilles, surtout pendant les vacances ; alors si c'était à cause des nerfs, j'aurais dû déjà tomber enceinte » (n.15)

Au-delà d'une certaine primauté de la raison pratique et de l'expérience, on confirme ici la conception particulière que ces femmes ont de la stérilité : une maladie pourrait être soulagée par un changement de l'environnement ou être déterminée par le mode de vie ; la stérilité, au contraire, est un état de l'être vivant, un défaut physique que l'on traîne avec soi partout : **la stérilité est un handicap**.

La stérilité est un « handicap »

Le mot handicap (*hands in the cap*) est lié initialement au monde hippique pour désigner des chances égales dans une course de chevaux. L'attribution des blocs de départ dépendait du résultat du tirage des numéros dans un chapeau, pour offrir aux concurrents les mêmes chances.

Du passage du monde sportif au monde médical est restée l'idée d'un désavantage, d'un manque qui doit être récupéré pour rejoindre le groupe normal. Si handicap est synonyme de désavantage, l'idée de compétition laisse la place à celle de déterminisme : on est handicapé par rapport aux autres. Bien différente est l'acception du mot « infirme » qui comporte l'idée d'une exclusion à l'origine, un être « hors course », en dehors du cours de la vie des autres.

L'utilisation de ces mots est accompagnée de celle de « réhabilitation » par un coup de chance, de hasard, et ainsi par une sorte de fatalité naturelle, on en vient à une possible volonté de contrôle. L'handicapé, lancé dans la course sociale, doit être réintégré ; toutes les corrections sont destinées à sa réinsertion dans le corps social : l'idée de base n'est pas l'égalité mais l'identité.

C'est pour « être comme les autres » que les femmes infertiles disent « vouloir faire tout ce qui est possible » pour trouver une cause organique. Il faut trouver la cause, il faut étiqueter la diversité. Le désavantage, le handicap doit être comblé, mais pour cela il est nécessaire de le reconnaître, de le nommer, de le faire exister (Stiker).

Et voici la Médecine, prête à désigner et classifier, maître de la connaissance d'abord et du contrôle ensuite.

L'idée d'être « handicapée » affleure continuellement dans les réponses au travers d'expressions qui ramènent à une notion d'infériorité. Les femmes se sentent « **différentes** » des autres, « **complexées** », « **diminuées** », « **en échec** », « **inférieures** » ; mais une seule se sent « **coupable** ».

Il ne s'agit en effet ni de culpabilité, ni de punition, mais d'un manque bien plus profond : « Si on n'est pas coupable on est malade », disait Michel Foucault (1973) à propos du statut du fou qui, avec la fin de la monarchie de droit divin et l'avènement de l'État laïque à l'époque napoléonienne, est passé des mains du juriste à celles du psychiatre (Claveul, Laporte).

Mais s'il est possible de se rebeller contre la loi des Hommes, il est impossible de le faire contre l'ordre biologique : la loi de la Nature n'admet pas de recours (Kelsen).

On comprend mieux alors l'apparente contradiction dans la conception de la stérilité rapportée par les femmes : « *je vais bien* », « *je suis en bonne santé* », « *ce n'est pas une maladie* » ; mais même si « ce n'est rien », arrive aussi avec insistance l'affirmation que « *il doit y avoir quelque chose de physique* », il y a cette certitude que quelque chose ne va pas, un défaut dans le corps (« *si je n'ovule pas on peut encore avoir de l'espoir* » ; « ***il faut trouver quelque chose, peut-être une broutille*** »).

Déclarer qu'il s'agit d'« une imperfection du corps » comporte un processus de **réhabilitation** pour revenir à la norme : la Médecine s'emploie à cette tâche. Mais le prix d'une étiologie organique est aussi un corps handicapé, marqué, stigmatisé par la stérilité.

La représentation de la stérilité comme un handicap rend acceptable cet état dans la société actuelle où le handicap est reconnu et, à condition de **tout faire** pour racheter la malchance initiale, pour dépasser le hasard aveugle qui l'a provoqué, et cela ne comporte ni faute ni responsabilité individuelle. Mais alors si les femmes stériles ont cette conscience de leur corps comme handicapé, il leur sera impossible de vivre avec ce corps, de le reconnaître comme leur, de l'habiter.

La stérilité n'est pas une maladie

En Italie comme ailleurs l'accent est mis sur le passage d'une médecine curative à une médecine préventive ; on souligne le rôle que chacun peut avoir dans l'entretien de sa santé.

Mais la disposition qu'a un individu pour admettre sa responsabilité dans le fait de tomber malade ou d'être le gardien de sa bonne santé dépend en partie de sa conception des raisons qui président au bon état de santé ou à la maladie.

Une étude anglaise montre que pour au moins la moitié des femmes interrogées sur les causes de la maladie en général se dégagent des idées fatalistes (Blaxter). C'est-à-dire qu'elles voient l'origine de la maladie comme externe à l'individu et indépendante de son contrôle. Elles admettent simplement que le comportement individuel peut jouer un certain rôle, acceptent une part de responsabilité dans le cas où celui-ci entraînerait un affaiblissement de leur niveau de résistance, mais elles ne semblent pas disposées à admettre une totale responsabilité personnelle, ou à se reconnaître coupables.

On peut admettre une influence du style de vie et dans le même temps ne pas croire vraiment que les actes puissent influencer le résultat. On se sent responsable surtout pour l'alimentation et pour le tabagisme (Pill).

Mais en même temps on peut douter du fait que reconnaître l'importance des choix de style de vie implique directement l'idée d'être prêt à accepter d'être responsable de sa santé. On retrouve, par exemple dans notre étude, que les femmes se considèrent responsables de trop y penser, de trop s'inquiéter et de fait pensent qu'elles se rendent malades, ou au contraire se sentent responsables de ne pas en faire assez pour sortir de cette situation. Le fait d'accepter ou de nier une responsabilité en ce qui concerne la santé révèle des conceptions précises sur les causes des maladies.

D'une façon générale le concept de maladie peut être divisé en deux groupes principaux selon que l'on place le mal à l'extérieur ou à l'intérieur de l'individu.

Dans le premier groupe l'individu est considéré comme responsable des choix qui provoquent la maladie, soit de façon directe, soit par l'intermédiaire du mode de vie, soit par le fait de sa personnalité (comme dans la genèse des maladies psychosomatiques).

Dans le second groupe l'individu n'est pas considéré comme responsable, mais plutôt affecté par le destin. Il n'est plus question de le condamner, la maladie est affaire de malchance ou de hasard.

L'agent causal invoqué hors du système médical peut être ce qui a conduit à percevoir la maladie et à la reconnaître : « j'ai fait ça et je suis tombé malade ».

Les théories sur une cause extérieure à l'individu ne s'accompagnent d'aucun sentiment de responsabilité ni donc de culpabilité pour cette maladie. Mais un discours dichotomisé qui met en opposition le style de vie et le destin est peut-être trop simpliste, comme nous le verrons. L'enchaînement des causes de la stérilité telle qu'elle est imaginée par les patientes peut être différent de ce qui est décrit en clinique mais ce n'est pas pour autant sans une certaine logique interne. Différentes interprétations peuvent co-exister ou être utilisées dans différents contextes, sans nécessairement s'exclure l'une l'autre.

Les femmes infertiles appliquent un modèle explicatif à la maladie et un autre à la stérilité.

La maladie, c'est un mal

Pour comprendre dans quelles situations les femmes interrogées envisagent qu'un problème de santé réclame l'intervention de la Médecine, c'est-à-dire font appel à l'idée de maladie, nous avons posé la question : « Quand avez-vous recours à la médecine ? » Les réponses ont été :

4 n'ont jamais eu à le faire, n'ont jamais souffert ;

3 consultent sans attendre, à la moindre douleur ;

20 prennent en compte : « *si une douleur persiste* », « *si la douleur est trop forte* », « *si c'est grave* », « *si je ne comprends pas la cause* », « *si je ne peux plus supporter* », « *si j'en ai vraiment besoin* », « *le moins possible* », « *si j'ai un problème* », « *si j'en ai besoin* ».

Ainsi on va chez le médecin seulement si on a mal.

On peut s'y rendre sans attendre :

« *Dès que j'ai une douleur, il faut toujours que j'appelle le docteur* » (n.38).

ou alors attendre :

« *Si la douleur ne passe pas alors seulement je vais chez le médecin* » (n.105).

« *Je ne vais chez le médecin que si c'est grave* » (n.34).

« *Je ne vais jamais chez le médecin ; je supporte plutôt bien la douleur. Je ne suis pas comme ces femmes qui se plaignent pour un oui ou pour un non, moi pas du tout, juste si j'ai une maladie grave, par exemple 40° de fièvre, je veux savoir ce qui se passe, mais si j'ai un refroidissement ou mal à la gorge, alors non, je ne vais pas chez le médecin* » (n.115).

« *Je n'en ai jamais eu besoin, jamais une douleur, rien de rien ; je me demande si c'est possible d'ailleurs que je n'ai rien* » (n.101).

« *Je ne suis pas du genre qui se précipite chez le médecin à la moindre douleur, si je peux me soigner toute seule c'est parfait, si c'est indispensable bien sûr j'y vais* » (n.14).

Elles ont recours à la Médecine si elles sont confrontées à la douleur, la gravité et la durée sont alors déterminantes et font écho à ce que l'on appelle la tolérance à la douleur :

« *Quand je ne peux plus le supporter* » (n.37).

« *Quand c'est indispensable, quand j'en ai vraiment besoin* » (n.21).

La peur d'un cancer au sein a un caractère d'urgence pour 2 patientes. De nombreuses recherches ont tenté de répondre à cette question de savoir si on décide d'être malade confronté à l'incapacité de tenir son rôle, ou parce qu'on a reconnu les symptômes de la maladie ou parce qu'on ne se sent pas bien.

Dans une étude sur un échantillon représentatif des différents niveaux socio-économiques dans une petite ville des États-Unis, Telles & Pollock montrent que les sensations, c'est-à-dire comment on se sent, ont un rôle déterminant dans l'évaluation de l'état de santé et dans la décision d'avoir recours à la Médecine. Parsons, qui répond que la maladie est l'incapacité d'accomplir son devoir, comme Friedson, pour qui la maladie c'est ne plus être à la hauteur de ses capacités, normales ou désirées, s'en tiennent à une interrogation sur la signification de la maladie et non sur le processus ou les critères utilisés pour sa reconnaissance. Telles & Pollock montrent que les sujets se réfèrent aux sensations morbides plutôt qu'à la perception d'une limite ou d'une incapacité pour trouver un critère définissant la maladie. « Feelings » demeure l'ancrage pour évaluer aussi la progression de la maladie. C'est donc à leur propre sentiment de bien-être ou mal-être que les gens ont recours pour savoir si quelque chose ne fonctionne pas, s'ils doivent faire appel à un médecin, ou même pour évaluer l'efficacité de la Médecine elle-même.

On peut considérer que le sentiment de bien-être ou la sensation d'une douleur sont des faits directs et simples qui n'exigent pas l'intervention de professionnels experts en médecine.

Mais on peut voir aussi les choses plus loin. Dans notre société la maladie est localisée à l'intérieur du corps, les sensations morbides sont alors les signes, les critères dont on dispose.

Si on pense que les problèmes de santé ne peuvent pas être reconnus à la surface du corps et puisqu'on ne peut pas aller voir à l'intérieur tout seul, les sensations sont un moyen pour connaître la maladie et en suivre le cours.

Même s'il est démontré que les sensations peuvent être manipulées, conditionnées par l'environnement social, et qu'elles sont orientées et modifiées par des règles spécifiques et par les circonstances, les gens pensent rarement qu'ils peuvent manipuler ce qu'ils ressentent. Bien au contraire ils pensent que ce qu'ils ressentent est lié à l'état physique de leur corps (Robinson). Il faut aussi ajouter que, puisque la maladie est à l'intérieur du corps, que le critère pour être reconnue est la perception personnelle de son corps auquel les autres n'ont pas accès, il faut faire la preuve que l'on est malade. Le processus de légitimation sociale de la maladie offre la solution à ce problème d'avoir à utiliser les sensations comme critère de maladie. La légitimation permet d'établir ce lien entre les sensations intimes et la maladie.

Mais la signification sociale des sensations change sitôt que l'individu entre dans un système médical (Boltanski). Puisqu'il s'agit de faire reconnaître ses sensations comme maladie, c'est à travers cette grille de la médecine qu'il apprend à lire ses propres perceptions.

« Le consensus élevé à propos des signes physiques et des symptômes indésirables d'un certain nombre de maladies étiquetées montre qu'ils ne sont pas arbitraires. Mais le fait que le consensus soit élevé ne signifie pas pour autant qu'ils ne soient pas socialement construits » (Freidson).

Donc, comme on le voit, le lien qui s'établit entre les perceptions et la maladie dans le corps est un lien causal. Reconnaître une souffrance, c'est déterminer la cause de la maladie. Seules les sensations reconnues à travers leurs causes entrent dans les catégories médicales. Comme l'affirment deux patientes :

« Je m'inquiète seulement pour l'estomac mais du moment que ***je sais que c'est le stress*** *qui me donne des brûlures ça ne vaut pas la peine d'aller chez le médecin. Parfois je pense à ce que je pourrais avoir, parfois non, je ne pense à rien »* (n.110).

«...Oui, seulement pour le sein : j'avais une boule ; j'ai tout de suite consulté ; pour le reste, si je sais pourquoi, non, je ne vais pas chez le médecin. Par exemple, si j'ai mal à la tête, ***je sais que c'est parce que je fume et que j'ai des soucis*** *»* (n.36).

«...Si j'ai mal au ventre, ou si j'ai des règles douloureuses, quand je ne peux plus le supporter, je prends des cachets et je vomis » (n.104).

Mais si la plainte est trop imprécise pour entrer dans une catégorie médicale reconnue, s'il n'existe pas de correspondance entre son expérience de la maladie (se sentir mal) et la théorie et la pratique médicale, le malade ne sera pas reconnu et sera étiqueté comme « imaginaire » (Garfield).

Entrer dans l'univers de la Médecine, être reconnu comme malade par l'autorité médicale, signifie établir une correspondance externe-interne. Le travail de la Médecine est de rendre visible l'invisible, de traduire les processus internes en symptômes cliniquement reconnus.

Ainsi dans notre échantillon, la stérilité n'est pas une maladie, puisqu'il n'y a pas de douleur, on se sent bien, on va bien, mais on se tourne vers la Médecine pour la faire reconnaître dans le corps en lui donnant une cause.

Pourquoi moi ?

Mais porter un diagnostic ou donner un nom à la maladie n'est pourtant pas suffisant tant que l'on ne trouve pas d'explication valable pour soi qui réponde à la demande profonde, la seule qui compte : pourquoi moi ? pourquoi maintenant ?

Le mal exige une interprétation.

Il peut y avoir des différences entre les idées profanes et les hypothèses médicales sur les causes possibles, mais il faut chercher à comprendre le sens de cette cause.

De nombreux exemples montrent que les femmes s'inquiètent au-delà des symptômes, continuent à consulter pour un autre avis puisque (bien qu'elles aient obtenu un diagnostic) elles n'ont pas trouvé la cause, ou du moins une cause acceptable pour elles.

Si les femmes savent établir des causalités complexes, souvent elles ne s'en contentent pas, elles cherchent encore.

La Science répondra éventuellement à la question « pourquoi cela se produit-il » mais ne saura jamais dire pourquoi « moi ? ».

L'enchaînement des causes supposées par les patientes interrogées s'insèrent dans une conception globale de la stérilité qui doit avant tout offrir une réponse à l'interrogation fondamentale : pourquoi moi. Mais cette question spécifique n'est jamais verbalisée par ces patientes, excepté deux d'entre d'elles.

D'autres études (par exemple celle de Cook et Gotay) portant sur les patients atteints d'un cancer ou sur les femmes ayant subi des violences sexuelles, montrent qu'ils ne formulent pas la question « **pourquoi moi ?** »

Dans le cas du cancer, l'absence de relation entre le mal et savoir pourquoi on est touché est rassurante. Affirmer que « ça » peut arriver à n'importe qui peut consoler, au moins au début, le malade.

De la même façon, dans l'étude de Blaxter, comme dans la nôtre, si les femmes évoquaient de nombreuses causes de maladie, elles n'étaient toutefois pas prêtes à reconnaître une responsabilité personnelle excepté pour peu de facteurs (l'alimentation ou la cigarette, le poids ou le régime).

Jamais les patientes interrogées sur leurs difficultés à concevoir n'expriment la question de savoir « pourquoi moi ? », où l'unique réponse possible est : « le hasard » ou le sort. Ainsi, si on provoque les réponses avec une question directe, on n'obtient qu'une raison possible : le hasard.

Pourtant ne pas exprimer cette demande ne signifie pas ne pas se poser cette question à soi-même. En arrière-plan des questionnaires enregistrés reste toujours la recherche d'une explication qui rende possible, et donc acceptable, la stérilité.

Le sens de la cause

Nous avons cherché à étudier des modèles explicatifs et à faire ressortir les nuances que peut revêtir la représentation de la stérilité.

On me pardonnera d'avoir utilisé des noms grecs pour le destin, mais notre langue ne possède pas de mots différents pour en désigner les différentes conceptions.

Nous pouvons ainsi mettre en évidence quatre formes explicatives de la stérilité utilisées par les femmes interviewées :

Moira, inflexible prédestination d'une existence, fatalité à laquelle devra se plier toute l'histoire (appelée chance, destin, Dieu, elle est mentionnée par 6 sujets).

Daimon, l'instance, voire le personnage interne au sujet, ignoré de lui et qui guide ses pas indépendamment de sa volonté (appelée incapacité, faute, caractère psychologique, c'est l'idée de la psyché qui dirige le sujet à son insu – 7 cas).

Ananké, la loi de la Nature, ce qui résiste et s'oppose à la volonté, contrainte du dedans du corps, que l'on porte en soi (correspond à la catégorie nature, 3 cas).

Tyche, le hasard. Regroupe la majeure partie des sujets qui considèrent la stérilité comme un défaut physique (10 cas), une imperfection (7 cas), une carence (2 cas), ou « un rien » (4 cas).

Un destin si funeste

Les Moires étaient des figures féminines, filles de la même mère, la Nuit. Figures complexes, elles étaient simultanément distributrices des biens et des maux et gardiennes de l'ordre du monde ; elles persécutaient les criminels et faisaient payer les dettes ; ces figures non seulement s'associaient à un univers féminin archaïque et négatif, mais exprimaient aussi le destin en tant que part qui revient à l'être humain : elles régulaient l'attribution des parts de vie et des parts de mort.

L'expérience du destin n'admet rien d'autre que la reconnaissance de ce qui est déjà là, de ce qui est présent dans la destinée de chacun depuis sa naissance.

Le destin est un ordre qui préexiste aux individus et qui est assigné à la naissance.

Le mot même est révélateur : ce n'est pas le destin qui est attribué à l'homme, mais l'homme qui est attribué au destin.

Pour 6 femmes, le destin est considéré comme la raison de la stérilité et face au destin on ne peut que se résigner : « *Non, ce n'est pas une maladie. Je me résigne et c'est tout, c'est un destin. Je n'ai pas d'idée : je sais seulement que je ne peux pas tomber enceinte et c'est tout* » (n.35).

« *Je suis prédestinée* » (n.36).

Le destin enlève toute liberté de choix, c'est un poids que l'homme transporte. Pour une seule patiente il est reconnu comme un fait héréditaire : « *Nous sommes une génération ratée qui ne sait pas engendrer.* »

Bien peu de causes sont imaginées à l'origine de la stérilité, parce que face à la moire, la prédestination, il n'y a rien à faire ou à penser et par conséquent le moral est profondément déprimé (excepté une patiente, pour laquelle le destin c'est Dieu, et qui s'impose comme règle morale que c'est le Seigneur qui ne veut pas lui envoyer d'enfants et qui se dit sereine) ; mais pour les autres le poids du destin est une force accablante.

De la contrainte du destin au destin comme contrainte

À la conception du destin comme contrainte et règle du jeu universel, s'oppose l'idée d'une destinée individuelle (Daimon) que l'homme peut choisir à chaque fois (cf. le mythe de Er dans Platon).

Mais au-delà de cet optimisme, qui n'est que de façade, on peut entrevoir un approfondissement du concept de destin, car ce « libre » choix qui engage la responsabilité de l'homme et exclut l'inéluctable du destin obéit habituellement à la figure de la répétition : « La majeure partie des âmes, dit Platon, choisit en fonction des habitudes qu'elles avaient contractées dans une existence antérieure. » Ainsi, le daimon, pour les Grecs, n'est que la dénomination du caractère.

Est-on vraiment libre ?

Jusqu'à quel point est-on responsable ?

Pour les patientes interrogées, cette destinée, dans son aspect individuel, n'est même plus le caractère (parce qu'à la limite « le caractère on peut le modifier » disent les patientes) mais l'inconscient. C'est l'aspect psychologique que l'on ne peut pas changer, ni soigner, ni même connaître ; c'est quelque chose que l'on a en soi sans y participer, sans le savoir. À ce facteur psychologique on ne peut pas non plus céder, se révolter ou s'adapter ; c'est interne, mais inconnaissable.

« Je me sens inférieure aux autres, je refuse de me définir comme malformée » (n.106).

« Je n'y arrive pas, il doit bien y avoir quelque chose, mais pas quelque chose de physique, je ne crois pas » (n.117).

Le refus de se reconnaître malformée, handicapée, imparfaite implique une angoisse encore plus grande : si le corps n'est pas en cause, s'il n'est pas responsable, alors ce serait psychologique ? Mais face à la psyché on ne peut rien. Sa force est encore plus terrible que celle de la moire ; face à celle-ci on peut se résigner, mais face à quelque chose qui se dérobe à soi-même, soit on renonce, soit on en fait une idée fixe. La possibilité d'une cause psychologique est citée en premier par toutes les femmes de ce groupe et il n'y a pas d'autre hypothèse, même pas une cause masculine. Elles restent les seules responsables. Tristes, déprimées, pour deux d'entre elles fautives – une façon supplémentaire de se sentir incapables.

« C'est un manque d'enfant, il me semble bizarre que je ne puisse pas en avoir, c'est ***une idée fixe dans mon inconscient*** *»* (n.38).

« Je n'y arrive pas, quelque chose doit jouer mais je ne crois pas que ça soit physique. Quand j'ovulais je n'arrivais pas à me détendre » (n.117).

« Je me sens inférieure, c'est peut-être psychologique « (n.106).

« ***Je pense que je ne peux pas*** *avoir d'enfants ; je ne sais pas pourquoi »* (n.18).

« Je suis en bonne santé, à part ce problème d'enfant. Ce n'est pas une maladie, mais quelque chose qui rend différent des autres ;

quand je vois une maman avec un gosse je me dis : "Pourquoi elle et pas moi ? qu'est-ce que j'ai fait de mal pour ne pas en avoir ? Je n'en suis pas capable, c'est ma faute, voilà." » (n.40).

L'anatomie, c'est le destin

L'ananké pourrait aujourd'hui s'identifier à l'idée de « nature » « *La nature décide* » (n.8). « *Mais on ne peut pas la comprendre, la nature est un mystère* » (n.30, n.33). « *Je me sens diminuée, non, je ne pense pas que la stérilité soit une maladie, le mot exact est humiliée », je me sens inférieure parce que lorsque je regarde les ouvriers de mon mari, eh bien après 9 ou 10 mois leurs femmes sont toutes enceintes. Je suis en bonne santé, il n'y a rien qui explique que je ne sois pas enceinte. Je pense que la nature décide quand c'est le bon moment* » (n.8).

L'ananké est ce qui résiste, qui s'oppose à la volonté, aux pulsions : elle ne se confond plus avec la « part » qui revient à chacun « mais représente ce qui gêne, entrave le libre choix » (Said).

En ce sens, pour les Grecs, c'est avant tout l'attaque ennemie, le poids des circonstances, mais, dans le sens où cela se confond initialement avec toutes les contraintes et limitations auxquelles l'homme est soumis tant internes qu'externes, incluant aussi la nécessité naturelle, les limites physiques, le destin inscrit dans la structure même de l'homme.

La nature est actuellement un autre mot pour parler du destin, qui garde ce caractère du pré-établi inéluctable depuis toujours.

La nature décide, la nature est un mystère : il faut le percer en trouvant une cause. On veut savoir, on a recours au médecin pour être en paix avec sa conscience. La possibilité d'une cause psychique est niée, mais l'idée de la nature n'est pas pour autant plus rassurante ; on reste malheureux, furieux.

Une imperfection à connaître, un rien

Tyche, c'est le hasard : ce terme grec montre l'idée d'un destin comme accidentel et imprévisible : c'est « la part de hasard, d'arbitraire qui existe dans toute vie humaine et se situe aux antipodes de la moira, cette part prédéterminée de l'individu, ou encore de l'ananké, que l'on peut définir comme les règles de la nature » (Said).

La tyche ou hasard, c'est le nom que nous donnons à tout ce qui vient s'opposer à nos prévisions. C'est le masque de notre ignorance, qui ne peut que reculer avec la progression de « l'ars ». Ce qui pour un ignorant est de l'ordre du « hasard », constitue au contraire une réalité facilement prévisible pour l'expert (dans ce contexte, le médecin).

Ce qui pousse à avoir recours à la Médecine est le besoin de savoir, de faire tout ce qui est possible pour trouver ***la cause physique***. Quand les patientes cherchent à trouver des explications à la stérilité, elles considèrent toute cause possible sauf une cause psychologique.

« Non, ***ce n'est pas une maladie mais c'est le corps*** *qui fait que l'on peut ou pas avoir des enfants (par exemple avoir les trompes bouchées),* ***c'est une malformation*** *des organes génitaux de l'homme ou de la femme »* (n.102).

« Je ne peux pas dire que ma santé soit vraiment parfaite, il y a quelque chose de précis qui fait obstacle et voilà : mais non, ce n'est pas une maladie » (n.20).

« Je ne crois pas qu'il s'agisse d'une maladie. Je me sens inférieure aux autres femmes. Je pense que du moment que ça ne marche pas, il doit y avoir un problème, mais moi je suis en bonne santé » (n.16).

« Ce n'est pas une maladie, parce qu'on ne souffre pas, à moins d'en faire une maladie » (n.9).

Le hasard, la tyche, est parfois identifié avec le nom d'« imperfection », qui elle aussi se réfère au corps physique. Ces femmes nient la possibilité d'une cause psychologique, et plus que celles des autres groupe,s parlent d'ovaires, d'ovulation, montrant peut-être une meilleure adaptation au registre médical.

De toute façon elles sont sûres qu'il y a quelque chose : *« Non, ce n'est pas une maladie. Une maladie, je veux dire de celles que l'on connaît normalement. Je crois qu'on ne peut jamais être sûr à 100 % de la cause, s'il y avait des obstacles, quelque chose qui gêne, si les trompes étaient bouchées alors il s'agirait évidemment d'une maladie. De toute façon je pense qu'il y a quelque chose de physique, quelque chose qui n'est pas parfait dans le corps* » (n.111).

« Non, ce n'est pas une maladie, j'ai des problèmes de constipation et c'est tout. J'ai une bonne santé » (n.13).

« Je ne suis pas encore stérile. Une maladie ? Non je ne crois pas ; ***peut-être une imperfection de la nature*** » (n.7).

Pour d'autres, la stérilité est considérée comme liée à quelque chose qui ne fonctionne pas, **une carence** (n.110, n.115) **ou un défaut** (n.107) : *« Ne pas être fécondable* » (n.3).

Elles décident d'aller consulter un médecin, elles ont besoin de savoir, elles veulent tout faire pour trouver : c'est une attitude active qui permet de lutter contre le hasard. Ici aussi l'hypothèse psychologique est bien loin, quand les vrais problèmes sont les règles irrégulières, le mari, les rapports sexuels : un univers si proche.

Au bout du compte l'ultime expression pour désigner la stérilité est « **ce n'est rien** » (4 cas).

« Je ne sais pas, nous essayons, de toute façon je ne pense pas que ça soit psychologique » (n.11).

« Je suis normale, il faut se bouger » (n.17).

« Je n'ai rien, alors il y aura bien un remède » (n.32).

Cette dernière interprétation de la stérilité s'accompagne, comparée aux autres groupes, d'une attitude plus positive et moins déprimée : c'est le seul cas où elles envisagent la possibilité d'un traitement. On est ainsi passé de l'univers sombre et inéluctable du destin à l'inéluctabilité d'un corps qui porte en lui la cause de la stérilité, un corps imparfait à corriger.

La vision des choses se fait toujours moins négative : mais le prix à payer dans tous les cas est une altération du rapport au corps, à soi comme corps ; on fuit le destin au prix d'une cause inscrite dans le corps, au prix d'un corps handicapé. Nous verrons plus loin les répercussions de ces conceptions de l'infertilité sur la représentation que les femmes ont de leur corps.

CHAPITRE IV

Le corps handicapé

La représentation du corps

LA CONSCIENCE DU CORPS, de soi comme corps, bien qu'évidente à première vue, n'est pas si simple à définir.

Si on reprend le cheminement épistémologique du concept de conscience du corps, on peut voir qu'il a été décrit selon des perspectives différentes : « sentiment de la présence du corps », « schéma corporel », « schéma postural », « image spatiale », « image du corps », jusqu'à l'idée d'un schéma corporel comme un arbre, dont les données neurophysiologiques seraient le tronc et les branches, et dont les sensations, les images, les perceptions seraient les feuillages (Anzieu) ; le corps comme soutien d'un projet dynamique, continuellement modelé par le milieu ambiant.

La psychanalyse a montré qu'à la naissance l'enfant à une perception du corps morcelée (Lacan) ; le petit confond son espace corporel avec celui de sa mère et n'arrive que graduellement à la conscience adulte du corps comme sien, signifié par les pulsions et objet de symbolisation.

Inutile de rappeler qu'ensuite le corps est toujours un langage, une façon de se rapporter au monde, « d'être au monde » qui n'est jamais indépendante des valeurs sociales. En ce sens, l'image du corps a une fonction importante d'outil de communication.

La manière de percevoir son corps comme structure biologique est ainsi tributaire de la vie affective et de l'imaginaire.

Là se situe l'interrogation de cette recherche : comment le corps biologique devient psychologique, comment l'expérience biologique du corps arrive à être le soi corporel.

Si l'organisme de par son fonctionnement, ses états physiques, fonde une expérience originaire du corps, on peut se demander dans quelle mesure une « conscience biologique » ne se détermine pas, ne fonctionne pas en deçà d'une « connaissance biologique ».

Étudier les formes de cette conscience du corps, ses rapports avec la connaissance de soi et voir comment ces éléments interviennent dans la représentation globale de son propre corps a été le but principal de ce travail. D'autres études ont souligné l'importance de la distinction entre corps interne et corps externe, entre le dedans et le dehors, mais peu de recherches ont exploré leurs connexions ; la psychologie sociale en particulier a mis l'accent sur la manière dont le corps externe est perçu et vécu comme moyen de communication ; mais il est intéressant d'étudier aussi comment le corps interne peut être appréhendé et conçu, comment cela s'articule aux autres aspects de la conscience du corps.

Le sens commun et le discours scientifique traitent de l'apprentissage du corps biologique et de l'expérience de la corporéité comme de deux modes de connaissance antithétiques : l'un serait objectif, l'autre subjectif et intime. Selon moi, cette distinction est fictive : approche biologique et vécu corporel ne sont pas des formes alternatives mais expriment un rapport au corps culturellement institué ; c'est-à-dire qu'elles existent à l'intérieur d'un contexte social dans lequel sont interprétées soit les connaissances scientifiques soit les modalités de conscience subjective de son corps. En ce sens nous parlons de « représentation sociale du corps ». Nous verrons que, dans son versant subjectif, la représentation du corps englobe aussi la connaissance du corps. Elle s'articule en deux pôles : l'un, interne, concerne les perceptions que le sujet éprouve physiquement (et c'est cela qui est généralement la voie d'accès privilégiée pour la connaissance de quelque chose de son corps) ; l'autre, externe, c'est l'apparence qui peut être saisie dans le miroir, dans le regard des autres, dans la valorisation sociale de son image.

Comme l'expérience globale de la corporéité s'articule finalement en une multitude de facettes, il a été nécessaire de recourir à plusieurs indicateurs pour la décrire.

Pour le premier versant nous analyserons la prise de conscience du corps, l'univers du plaisir, les inquiétudes, les peurs et la curiosité, que les sujets éprouvent à l'égard de l'organisme. Notre attention se portera ensuite sur la relation corps-esprit, pour chercher à savoir quand et comment le corps est conçu comme autonome ou dépendant, comme aide ou comme obstacle dans la réalisation des projets du sujet.

L'étude du deuxième versant mettra en exergue la conscience qu'a le sujet de son apparence physique et le rôle des autres dans l'élaboration de l'image de soi.

Il s'agira enfin de saisir dans quelle mesure les éléments psychologiques interviennent dans l'élaboration de l'expérience organique de la stérilité et de comprendre dans quelle mesure l'expérience de la maladie conditionne la construction de ce que nous avons appelé la « représentation du corps ».

En fait la manière dont les femmes vivent et pensent leur corps reflète leur conception de la stérilité ; bien sûr ce lien fonctionne surtout au niveau inconscient, mais les différences entre les groupes sont si intéressantes qu'elles nous amènent à garder une distinction complexe en catégories. Nous avons repéré dans le chapitre précédent que certaines femmes attribuent la stérilité au « destin », à une « incapacité », une « faute », à la « nature », d'autres au contraire, à une « cause physique » ou à une « imperfection », ou d'autres encore définissent la stérilité avec la phrase emblématique « ce n'est rien ». Comme parfois ces groupes présentent des attitudes et des pensées similaires entre elles, nous réunirons sous le terme plus général de « destin-ananké » les quatre premières catégories et appellerons les trois autres « hasard-tyche ».

L'enquête a porté sur plusieurs thèmes : à partir de quelles expériences et quels référents s'opère l'approche du corps interne ? quels aspects en émergent à la conscience ? En quoi les informations médicales et les modèles collectifs d'une part, les affects et l'imaginaire d'autre part, modifient les rapports au corps interne ? quels intérêts intellectuels se manifestent à l'égard de l'organisme et comment s'articulent-ils dans l'expérience de la stérilité ? En quoi la conception de la stérilité peut-elle moduler la conscience et la connaissance du corps propre ? De quelle manière celles-ci se lient-elles aux inquiétudes mobilisées par la fragilité du corps et les problèmes de procréation ?

Pour ce chapitre nous avons construit un questionnaire que nous avons ensuite validé et testé sur plusieurs groupes de pathologies (voir annexes). Nous faisons aussi référence aux recherches de Jodelet et Ohana de l'École des Hautes Études en Sciences sociales sur la représentation du corps dans les différentes classes sociales, et c'est à elles que l'on se réfère quand on parle de population générale. Tout en gardant la méthode de l'entretien avec des réponses ouvertes, le questionnaire cité a constitué un outil extraordinaire. Les résultats de notre recherche ont permis de mieux saisir l'originalité absolue de la représentation du corps chez les patientes infertiles interrogées.

Le fait d'avoir adopté un questionnaire pré-établi a parfois constitué une limite ; mais les positions et les représentations des patientes ont une telle spécificité qu'elles ne semblent pas avoir été nivelées par le côté répétitif des questions.

Le corps interne

La prise de conscience du corps interne

Toutes les sensations qui naissent à l'intérieur du corps émergent à la conscience comme des messages dont la variété, l'intensité et la qualité sont diversement perçues. Au contraire, décider de les percevoir est déjà un choix actif : l'attention tournée vers le corps ne va pas de soi.

Mais les femmes interrogées semblent ne pas vouloir se rendre compte « d'être » un corps : 36 % disent avoir cette conscience du corps physique seulement « quelques fois » ; 25 % ne répondent pas du tout ; 10 % se retranchent derrière un vague « toujours » qu'elles ne savent pas ensuite spécifier ; 28 % le nient et dans deux cas cette négation est renforcée par une détermination à ne pas le connaître du tout :

« ***C'est mieux de ne pas y penser ; je traîne mon corps derrière moi*** » (n.19).

Un niveau de conscience du corps, faible, voire absent, est plus fréquent dans le groupe qui considère la stérilité comme un « destin ». Il ne s'agit plus de chercher à découvrir le mystère du corps mais de s'y résigner, selon une logique qui n'est pourtant pas celle de l'acceptation de leur physique. Le corps, on n'en parle pas.

« *Je ne crois pas avoir conscience de moi-même. Je ne me suis jamais posé ce problème* » (n.114).

Même les femmes qui attribuent une cause physique à la stérilité n'ont pas conscience de leur corps, ou rarement. « *J'y pense quelque fois, mais je ne sais pas quand* » (n.116).

L'éloignement de toute conscience du corps est alors un refus dû à l'opposition entre la volonté et le corps, le mental et le physique, la tête et le corps : « *En général, je n'ai pas conscience de mon corps, la tête, oui, je voudrais, pourrais faire tant de choses mais le corps m'empêche de faire ce que je veux. Je sais que j'ai un corps quand je suis au bord de la mer : je me sens très grosse ; je veux me cacher ou maigrir* » (n.13).

« *Conscience... non, je n'y pense pas. Nous avons un nez, une bouche, un sexe* » (n.113).

Comment peut-on accepter un corps ainsi réduit, un corps monstrueux, un corps en tube avec deux orifices (le sexe et la bouche), image psychotique qui circulerait dans les centres de stérilité ?

Nous verrons plus loin l'importance de l'investissement oral chez ces femmes, l'importance de la nourriture, la peur de grossir, la volonté de maigrir. Une telle vision renvoie aux représentations de l'artiste de la Renaissance Jérôme Bosch dans l'œuvre duquel on peut reconnaître les images des peurs qui tourmentent les hommes (Lacan).

L'expression « prise de conscience » du corps, qui est utilisée ici, se révèle mieux spécifiée ensuite avec l'indication des circonstances, des situations, des sensations qui la suscitent.

Les modalités de prise de conscience du corps interne

Autrefois « se sentir mal », avoir mal, était une manière simple et immédiate de prendre conscience de son corps : on pouvait presque dire « je souffre, donc je suis ».

De nos jours, au contraire, dans la population générale, on privilégie les sensations organiques de mal-être et bien-être qui demandent une participation du corps à la vie émotive et relationnelle du sujet. Et généralement celui qui accorde peu d'attention aux messages pathologiques est plus attentif et conscient de sa corporéité[1].

Ainsi dans notre échantillon, comme dans la population générale, la douleur est peu citée comme occasion de se percevoir physiquement ; en ce sens les idées des femmes interrogées ne représentent pas un retour au passé ou une vision traditionaliste. Ce sont des femmes bien intégrées dans le monde d'aujourd'hui, elles vivent toutes dans une grande ville, consultent dans un des centres de stérilité les plus qualifiés de la région.

Pourtant, à la différence de la population actuelle, il leur manque l'intérêt pour le corps en tant que tel, dans son vécu intime. Même les femmes qui disent « avoir conscience de leur corps » ne savent pas ensuite préciser dans quelles circonstances. En ce sens celle qui dit avoir conscience de son corps « seulement rarement » est plus sincère, car elle apporte des exemples plus concrets de sensations physiques.

C'est surtout dans le groupe qui attribue la stérilité au « hasard » que sont citées, même rarement, quelques sensations : l'activité sexuelle (2,5 %), un sentiment de vie autonome du corps comme « prendre un bain », « prendre une douche » (5 %), s'adonner à une activité physique, le sport (2,5 %) ou, enfin, des situations psychologiques comme « se sentir fatiguée, triste » (2,5 %).

1. Dans la population générale la prise de conscience du corps renvoie à trois champs d'expérience : l'univers morbide (la douleur, la maladie cités par 46 % des personnes), l'univers sensoriel (faire l'amour, marcher dans l'herbe, prendre le soleil, respirer dans le vent : 34 %) et l'univers fonctionnel (la course, le jeu, les relations avec les amis : 26 %) (Jodelet-EHESS).

« Quand je fais de la gym, je me regarde faire des mouvements... je me fais de longs massages le soir, j'y pense, je pense que je suis vieille, je vois vieillir mon corps » (n.3).

Chez les patientes stériles la perception de soi physiquement est dans la majorité des cas (65 %), une expérience négative, un sentiment d'embarras ou de crainte :

« Je voudrais être plus maigre ; ces kilos en trop m'embarrassent. Je ne suis pas bien dans ma peau à cause de ce ventre et de ce corps » (n.9).

« J'ai très rarement conscience du corps ; quand je faisais de la gymnastique ou du sport, ou que j'allais au ski, j'étais gênée parce que mon corps ne me donnait pas ce que je voulais » (n.10).

« J'ai toujours conscience de mon corps. Je suis grande, grosse, et très impulsive. C'est mon caractère ; je ne suis jamais tranquille, j'ai toujours besoin de bouger. Je me rends compte que je suis plutôt encombrante, je bouscule toujours quelque chose » (n.8).

À la limite, il leur faut se concentrer pour prendre conscience dans un moment de bonheur de leur être physique :

« Un jour, pendant une séance de yoga, on nous a dit que l'on pouvait se rendre compte de la présence du corps, mais qu'il fallait pour cela se concentrer et se relaxer. Je l'ai senti à ce moment-là ; j'étais heureuse » (n.111).

Face au handicap

C'est la confrontation aux autres, et seulement aux souffrants, aux malades, voire aux handicapés, qui peut dans certains cas, contraindre à prendre conscience de son propre corps :

« Si je vois des handicapés, je me rend compte de la chance que j'ai d'être en forme » (n.103).

« Quand je vois quelqu'un qui n'a qu'une main ou qui est handicapé, j'ai plus de considération pour mon corps. Je pense que je suis mal faite, moins bien que les autres, mais je suis entière, j'ai de la force dans les bras et les jambes, alors là, je me sens exister » (n.115).

« Je prends conscience du corps quand je vois une personne handicapée » (n.36).

« Quand je vais à l'hôpital rendre visite à un malade alors je me sens en parfaite santé » (n.104).

10 % des femmes, proportionnellement le pourcentage le plus élevé, prennent conscience de leur corps dans cette comparaison, comme dans un jeu de miroirs : on pourrait interpréter que, vivant le corps inconsciemment comme stérile et handicapé, elles se reconnaissent dans cette infirmité des autres et, seulement là, se souviennent qu'elles aussi sont un corps.

Et pourtant le corps existe. La corporéité est de fait impliquée dans tous les moments et toutes les circonstances de notre vie, mais choisir de quelles sensations on est conscient, les classer et les ordonner hiérarchiquement est une opération subjective et personnelle, qui reflète la manière dont chacun vit son propre corps.

Voyons quelles sont pour les femmes interrogées les circonstances où s'éprouvent des sensations agréables ou désagréables.

Les sensations agréables

Certaines nient n'avoir jamais ressenti des sensations agréables et d'autres ne savent même pas quoi répondre :

« Je n'ai jamais eu de bons moments. J'ai supporté trop de douleurs dans ma famille. Mon père est mort quand j'avais 3 ans : à cette époque ma grande sœur n'avait que 9 ans et mon frère est né quelques mois après la disparition de papa. Ma mère a dû travailler. Il est inutile de préciser que j'ai souffert de manque d'affection. Je n'ai jamais eu de bons moments dans mon enfance » (n.38).

En général les sensations agréables citées sont peu nombreuses ; il faut répéter la question, il faut forcer un peu les réponses, pour les femmes interrogées il semble bien difficile de se souvenir de sensations physiques agréables ; elles renvoient à la sensualité, l'activité ou le repos et aux sensations psychologiques et sociales, mais elles restent quasi inconnues.

La sensualité

On pouvait s'attendre à ce que la sexualité soit la sensation la plus citée, comme on le retrouve souvent dans notre société et aussi dans l'étude de Jodelet-Ohana : la première expérience physique agréable qui vient à l'esprit dans la population en général, c'est l'activité sexuelle.

Mais, au contraire, dans cette étude ces mêmes sensations d'origine sexuelle ne représentent que 15 % des réponses ; suivent la sensualité orale (10 %), le contact avec la nature (8 %), et le contact avec l'eau (5 %).

La psychanalyse interpréterait cette prédilection pour le contact de l'eau comme une dimension régressive, ainsi que le plaisir de la nourriture qui renvoie à l'oralité.

« Je suis gourmande : ça me plaît de manger des sucreries » (n.15).

« J'adore manger des sucreries, manger une glace » (n.105).

« Je ne sais pas, j'aimerais vivre à la campagne au contact direct de la nature, avec des animaux. J'ai fait de l'équitation, quand je sortais mon cheval dans les bruyères je me sentais bien » (n.20).

« Je me sens bien quand je prends une douche » (n.3).

« J'aime bien sortir le soir et aller faire la fête : ou prendre un bain ou essayer des vêtements qui me vont bien, alors je me sens à l'aise. Le mieux c'est quand je maigris » (n.35).

Les rapports sexuels sont cités par un peu tous les groupes mais à y regarder de plus près, on peut noter que le sexe est presque toujours mentionné seulement après avoir nié avoir déjà expérimenté des sensations agréables. On pourrait alors penser qu'il s'agit simplement de se fondre dans une opinion répandue, pour répondre quelque chose plutôt que rien. Par exemple la patiente n.118 dit :

« Je ne me souviens pas avoir eu des sensations agréables » ; mais ensuite, à la question directe, elle mentionne les rapports sexuels comme source de plaisir. Et pour la n.8 la situation est similaire : *« Non, je ne crois pas, mais je me sens bien après avoir fait l'amour, ou après un bain de mer. »*

Pour une autre, les rapports sexuels et les repas sont les seuls moments qui lui permettent de ne pas penser à cet enfant qui n'est pas là : *« Avant de vouloir cet enfant j'allais mieux. Maintenant, je ne suis pas malade, mais je ne peux pas m'empêcher d'y penser. Chaque jour, chaque instant. Alors le mieux c'est encore de faire l'amour ou de manger ce qui me plaît : je ne pense pas au bébé dans ces moments-là »* (n.40).

On a l'impression que faire l'amour, comme manger ou dormir, sert à oublier le corps plutôt qu'à sentir sa présence et cela est source de sensations agréables seulement dans la mesure où ces actes peuvent combler la distance entre soi et le corps. On peut comprendre alors que les rapports sexuels, comme nous le verrons, soient parfois cités également parmi les sensations désagréables.

L'activité et le repos

La distance entre soi et le corps, le besoin de s'éloigner des préoccupations, des doutes et des questions que le physique suscite s'exprime aussi dans les sensations agréables du type :

« Lorsque je range la maison, j'ai l'impression d'avoir fait le tour de tout. Je m'assieds et je me sens bien » (n.12).

« J'aime beaucoup faire le ménage le dimanche » (n.32).

« Si tout est en ordre à la maison, si j'ai fait les bons petits plats que mon mari aime, alors je me sens bien » (n.103).

« Le dimanche, quand je ne travaille pas, je me sens bien, il me faut du temps pour me détendre. J'aime bien ranger la maison » (n.104).

Même la passion des voyages ramène à ce désir d'ordre :

« Quand je pense que j'ai quelque chose à organiser, par exemple un voyage, ou alors quand je me lève le matin, qu'il fait beau, qu'il y a du soleil, une belle lumière ; alors je me mets à organiser la journée » (n.102).

Le corps oublié et le corps robot

Ainsi, peu de sensations agréables sont reconnues au corps. Il y a des nuances différentes selon la conception de la stérilité : dans le groupe qui l'attribue au « destin », les sensations agréables citées sont dormir, manger, ou faire l'amour, alors que le groupe qui l'attribue au « hasard » n'a pas de sensations paisibles, ou les éprouve dans les activités domestiques. L'éloignement au corps du premier groupe s'exprime surtout par « le faire taire » (dans le sommeil ou le repos), alors que le second groupe (qui voit comme « impossible à vivre » ce corps rendu responsable de la stérilité), il y a une prise de distance par rapport au corps en le réduisant à une machine, en le faisant objet, en privilégiant l'activité (le ménage, le sport, les voyages...). Si le sommeil ou rester tranquille à la maison relèvent du désir de tenir son être physique à l'abri, en paix, ranger la maison ou faire le ménage renvoient au besoin de contrôle de l'environnement, au besoin de mettre en ordre un univers désordonné.

Les états organiques et psychologiques

Les situations organiques (la santé, le bien-être, « se sentir bien dans sa peau ») ne sont jamais citées comme source de sensations agréables ; la distance au corps est au fond tellement grande qu'elle ne permet ni des sensations agréables ni, nous le verrons, désagréables, c'est tout simplement exclu du vécu des femmes infertiles. Mais la négation du corps comme expérience vécue ne va pas vers une plus grande approche psychologique du vécu corporel. Le peu de sensations agréables liées au bien-être psychologique montrent l'exclusion de la corporéité de tous les secteurs de la vie du sujet, c'est-à-dire l'inverse de ce que l'on retrouve dans la population générale.

Une seule fois, par exemple, le fait de « *jouer avec ses neveux* » (n.106) est mentionné ou, encore, un lointain souvenir d'enfance resurgit, pouvoir aller à l'école après avoir été obligée de travailler :

« *J'aimais beaucoup aller à l'école parce que j'en avais fini avec le travail. C'était une obsession, j'ai dû aller à l'usine, je me sentais humiliée, parce que je venais d'un autre milieu, j'avais l'impression d'être tombée dans un trou et je voulais absolument en sortir ; et puis quand j'y suis arrivée j'ai pu retourner à l'école. J'étais heureuse, j'ai minci, j'allais à la mer, j'étais maigre. J'étais vraiment heureuse à ce moment-là* » (n.13)

On ne doit pas s'étonner si, chez ces femmes, les états psychologiques ne sont pas intégrés dans l'expérience subjective comme une donnée immédiate se référant à la corporéité, parce qu'au fond elles ne « veulent » pas avoir conscience du corps.

En conclusion, on peut dire qu'on ose ressentir du plaisir seulement si on accepte « d'être » un corps, mais si la conscience de la dimension physique est faible, ou pire, négative, la corporéité ne sera pas le lieu d'expériences agréables et dignes que l'on s'en souvienne.

Les sensations désagréables

Même les sensations négatives disent, bien qu'en négatif, en creux, quelque chose du plaisir et sont un reflet de l'investissement du corporel.

Mais à la question : « Vous êtes-vous déjà trouvée dans des situations qui comportaient des sensations physiques désagréables ? lesquelles ? » 35 % des femmes ne savent pas quoi répondre : comme si elles étaient si peu conscientes de leur corps qu'elles en perdaient même la perception de la souffrance ! Il existe en fait une corrélation entre les femmes qui ne verbalisent pas de sensations désagréables et celles qui n'ont pas conscience de leur corps et qui ne répondent même pas à la question.

Dans l'ensemble peu de sensations déplaisantes sont rapportées : certaines parlent des rapports sexuels (n.106, n.20), d'autres parlent de la vie sociale, relationnelle ou du travail, comme les examens, un concours, *« quelque chose de nouveau »* (n.102 ; n.105), *« le contact social »* (n.104), *« quand je suis épuisée par le boulot »* (n.10), *« quand je ne suis pas à l'aise avec les gens »* (n.34) :

« Je ne sais pas, quand je me présente à un examen ou dans une situation nouvelle par exemple : ça me fait un coup au cœur, je dois somatiser. Ou alors je sens une boule dans la gorge, et puis je réalise que c'est une manifestation d'anxiété et c'est fini. Et puis il y a des douleurs comme un infarctus, qui me prennent à l'estomac, à la gorge, dans les bras. C'est les nerfs, je sais que je n'ai rien mais ça arrive quelquefois » (n.102).

Même les pathologies organiques sont peu citées. Une seule femme, celle qui se dit croyante et qui pense que sa stérilité est une volonté divine, se souvient d'une pathologie : *« l'arthrose cervicale, j'avais mal, je souffrais »* (n.36).

On retrouve pourtant une douleur qui se profile avec insistance dans les questionnaires, même si elle est rarement citée dans les situations organiques désagréables : la douleur des règles.

« *Quand je suis mal physiquement c'est comme si quelque chose ne fonctionnait pas ; quand j'ai mes règles, quelques jours avant j'ai de la tension, et je sens que mon estomac se ferme* » (n.111).

« *En général je me sens plutôt bien sauf pendant mes règles : là j'ai mal à la tête, des nausées, je vomis, j'ai des douleurs partout et je deviens nerveuse* » (n.115).

Si on retrouve cet investissement psychologique du cycle menstruel – lequel, pour qui cherche désespérément à avoir un enfant, rappelle l'échec d'un projet – on peut facilement comprendre que douleur et souffrance sont intimement liées. D'autres femmes parlent d'un changement d'humeur pendant les règles :

« *Chaque fois c'est un drame* » (n.37).

« *C'est toujours une tragédie* » (n.105).

« *Les premières années je pleurais* » (n.33).

« *J'en souffre terriblement* » (n38).

« *Je riais lorsque j'avais mes règles, lui ça l'irritait, mais c'était un rire nerveux* » (n.103).

Il est intéressant de noter à ce sujet que celle qui vit le cycle comme une situation psychologique négative ne ressent pas les règles comme « douloureuses » et, inversement, celle qui parle de douleur physique n'en parle pas en termes de changement d'humeur, les deux modes d'expression s'excluant : on souffre, ou psychologiquement, ou physiquement. Par ailleurs, l'inconfort psychologique des règles se retrouve dans un peu tous les groupes alors que les règles douloureuses sont citées surtout par les groupes qui reconnaissent une « cause physique » ou une « imperfection » à l'origine de la stérilité. On peut se demander s'il y a dans ces groupes une tendance psychosomatique plus marquée ou une plus grande liberté pour parler de son corps ; quoi qu'il en soit, la manière dont est réalisée cette recherche n'autorise aucune conclusion à cet égard, puisqu'il faudrait prendre aussi en considération le niveau inconscient et sa structuration.

Que ces femmes ne prennent pas en compte la maladie comme source d'informations sur le corps ne signifie pas une meilleure sensibilité aux messages corporels et renvoie alors plutôt à la lassitude qu'à la perception des limites physiques, à l'embarras psychologique (un examen) plutôt qu'à une sensation physique précise.

« *Quand on est déprimé on pense au travail et c'est encore plus déprimant, c'est la faute du temps je crois. Il y a des moments où je me sens vidée, fatiguée, où je n'ai pas envie d'aller travailler* » (n.113).

« *Il y a des jours où je fais tout et d'autres où j'ai envie de rien faire du tout, où je suis fatiguée, où je n'arrive pas à dormir* » (n.107).

« *Quand j'étais petite mon père m'a obligée à faire des choses. J'essaie de ne jamais être "obligée" ; si vraiment je dois le faire ça me répugne* » (n.101).

« *Je déteste la société, les gens ; je ne sais pas quoi dire si ce n'est des évidences. Il m'arrive de rester sans rien dire, sans réagir. Je me sens inexistante* » (n.104).

Tout leur être est fait de sensations négatives :

« *J'ai toujours des sensations négatives, je me refuse, je déprime, le moral est bas ; je suis pessimiste* » (n.118).

« *J'ai surtout des sensations négatives ; j'ai l'impression que mes forces m'abandonnent, je n'ai jamais envie de rien* » (n.117).

« *Du moment que je suis en bonne santé, je devrais me sentir bien, mais il y a toujours cette idée que je n'ai pas d'enfants qui tourne dans ma tête.* ***C'est comme si on m'avait privée de quelque chose*** » (n.37).

Dans certains cas le vécu du corps peut aller jusqu'au désarroi, avec la sensation d'un morcellement et d'une dépersonnalisation.

« *J'avais l'impression que mes reins se décrochaient, qu'ils tombaient lentement, que si je me retournais j'allais les trouver par terre* » (n.9).

« *Je ne me sentais pas bien pendant les vacances en Sicile, je crois que c'était à cause de cette ambiance familiale que j'étais en sueur, fatiguée, je grossissais beaucoup, j'étais angoissée, je ne me reconnaissais plus* » (n.13).

« *Quand je ne suis pas bien, j'ai des boutons et des plaques sur la peau ; le médecin m'a expliqué que c'est à cause de l'histamine : quand elle s'élève ça donne mal à la tête, à l'estomac et on a des crampes aussi ; ça m'ennuie beaucoup de m'énerver comme ça involontairement, c'est quelque chose qui est hors de moi, je deviens folle de ne pas pouvoir contrôler ça. Alors je prends des comprimés* » (n.15).

Le corps se dérobe, n'obéit pas. La médecine est le seul recours contre cette perte de contrôle qui risque de rendre « folle », définitivement étrangère à son corps et à sa physicité. On peut être surpris dans ce cas par le décalage entre les angoisses que suscite le corps d'une part et la facilité avec laquelle ces patientes se contentent d'une explication, d'une « bricole » (un comprimé), pour faire taire ce corps qui échappe.

« *Le seul véritable obstacle avec mon corps c'est de ne pas avoir d'enfant. D'habitude, au contraire, j'en fais ce que je veux : si je veux danser, je danse, si je suis à la montagne, je fais de longues marches et je n'arrête que si mon corps est épuisé* » (n.15).

Pour l'une d'elles, la limite c'est d'avoir un corps de femme :

« *Je l'ai ressenti comme une entrave quand j'ai songé à changer de travail ; si j'avais été un homme je l'aurais fait. Ce n'est pas que je sois contrariée d'être mariée, mais si j'étais un homme j'aurais agi autrement. J'aurais voulu être architecte ou parcourir le monde ; devenir directeur d'hôtel, travailler avec des gens ; si j'avais été un homme j'aurais pu. Quand j'ai rencontré mon mari j'étais à la fac, j'étais interprète. Puisque que je ne peux pas changer mon corps, alors je l'accepte* » (n.8).

En somme, l'expérience négative c'est d'avoir un corps, « d'être » un corps :

« *Quand j'étais jeune, j'étais grosse. J'ai beaucoup grossi à la puberté, j'étais énorme. Je voulais faire de la danse classique : on aurait dit un hippopotame. J'étais jeune mais je devais être comme une chose effroyable, dégoûtante. Je bougeais comme un ours dans un cirque, je n'avais aucune grâce. Ma mère me disait : tu es tellement grosse que tu ne peux rien te mettre, tu peux toujours essayer de t'habiller, rien ne te va* » (n.19).

« *Oui, souvent, le corps est un obstacle ; je suis très grande, je n'arrive pas à bouger comme je veux* » (n.106).

« *C'est le corps qui m'empêche de faire certains mouvements que j'aimerais faire avec plus de souplesse* » (n.9).

Un corps que littéralement on ne sait pas où mettre est toujours « trop » ; il est quasi impossible de s'en débarrasser.

Pour 16 femmes (presque 41 % !) leur corps est considéré « trop » (trop grand, trop gros).

De façon très claire, une patiente explique :

« *Je préfère ne pas penser au corps, parce que ce n'est pas important. Je me demande pourquoi je ne lui accorde pas plus de valeur. Je me sens coupable vis-à-vis de lui, après tout ça serait normal de s'en occuper, de ne pas le déprécier, du moment que la nature nous a donné un corps, mais pour moi c'est surtout l'aspect extérieur qui compte.* ***Le corps c'est une valise que je me traîne*** » (n.19).

Pour les femmes infertiles la prise de conscience se fait à travers l'image d'un corps-obstacle qui les gêne, qu'elles traînent.

Ce corps-obstacle qui va être délaissé au profit de son image, de l'aspect extérieur.

Mais l'aspect extérieur aussi pose des limites précises à l'image de soi que l'on voudrait donner aux autres : une image dans la norme, qui peut être habillé comme on veut.

« *Cet été au moment de mettre un short je regardais mes jambes et alors je voyais cette cellulite et j'ai décidé que je n'en porterais que lorsque j'aurais maigri* » (n.3).

« *Oui, c'est un obstacle pour moi, j'ai honte de me mettre en pantalon, j'ai des complexes, même si les autres s'en fichent et ne me regardent pas* » (n.36).

« *Je me sens lourde ; si j'étais plus mince je me sentirais plus agile, plus vive* » (n.13)

« C'est un frein de ne pas pouvoir s'habiller, de ne pas oser se mettre en pantalon » (n.33).

À travers les témoignages de ces femmes on voit combien le corps est en réalité éprouvé et perçu comme un frein, mais c'est l'aspect physique qui est surtout mentionné ; seule l'apparence physique prend une place dans leur discours sur le corps, véhiculant angoisses et peurs et, au bout du compte, un rejet.

L'image externe du corps

Pour les femmes interrogées, l'image externe du corps, celle que le miroir renvoie, a une valeur et une fonction bien supérieures au vécu de la corporéité même.

Alors que dans la population générale l'image externe du corps comme moyen de conscience de soi ne représente que 12 % des cas (contre 77 % pour les sensations corporelles), pour les femmes « stériles » c'est le contraire : la référence pour connaître leur corps ne sont pas les sensations éprouvées mais leur image dans le miroir.

Le corps-objet, de façade, prend la place du corps-sujet : l'apparence se substitue à l'expérience.

Le corps dans le miroir

Mais l'image que renvoie le miroir n'est pas satisfaisante : 18 femmes ne s'acceptent pas, se refusent absolument parce qu'elles se trouvent « grosses », 12 se trouvent dans la moyenne, « ni moche ni belle », seules 7 s'acceptent telles qu'elles sont.

Globalement, l'image que renvoie le miroir est décevante et perçue négativement pour 77 % de ces femmes.

Si on reprend les groupes précités d'explication de la stérilité, on voit que le jugement négatif sur le corps est d'autant plus lourd qu'elles attribuent la stérilité au « destin », à la « nature », à une incapacité, à une faute, à des causes physiques ; corps porteur d'une marque, responsable du destin, le corps réfléchi dans le miroir n'a aucun charme, il est laid, lourd, imparfait.

Les sujets qui considèrent la stérilité comme une sorte de « faute » atavique retrouvent dans leur reflet la trace d'une cicatrice ancienne : *« Je ne me déplais pas trop, à part un défaut à l'œil, je suis née avec une paupière fermée et j'ai dû être opérée »* (n.118). Mais on n'y peut rien, il faut s'accepter même si on n'est pas satisfait de son image, parce que *« je suis comme je suis, je suis comme ça, c'est comme ça »* (n.117).

La conception de la stérilité comme « une imperfection » ou comme « un rien » s'accompagne peut-être d'une image du corps un peu moins négative.

En quelque sorte on ne peut reconnaître son corps que lorsqu'on nie qu'il est « affecté » de stérilité. Mais si, au contraire, on se sent coupable, destiné à, le corps ne peut être que décevant. La même chose se produit si on attribue la stérilité à une cause physique : un corps marqué par la maladie, porteur d'un défaut, devient un objet à rejeter.

Ceci éclaire la concordance qui existe entre la conception de la stérilité et l'insatisfaction procurée par sa propre image. Même les femmes qui pensent que la stérilité est un « hasard » ne supportent pas leur image dans le miroir, mais elles réagissent et cherchent des explications :

« Parfois je m'imagine différente de ce que je suis, je me vois comme à 16 ans. J'étais plus mince. Je ne me trouve pas belle, je m'en fiche du physique. Là, je me sens vieillie, j'ai l'impression d'être une autre. Je donne l'impression d'être calme, sage, équilibrée, mais moi je sens que je suis révoltée. Je suis une rebelle » (n.102).

« Je ne m'aime pas du tout, mais je ne fais rien contre. Je ne vais presque plus chez le médecin. Mes parents ne se sont pas occupés de moi : ils travaillaient et moi-même j'ai travaillé dès la fin de l'enfance ; je ramassais les olives. Maintenant je travaille sur ordinateur, assise pendant des heures : c'est pour ça que mon corps n'est pas aussi beau et souple » (n.104).

La recherche de leur image dans le miroir est une voie alternative et privilégiée par ces femmes stériles pour prendre conscience de leur corps. Par ailleurs, l'analyse des relations qui existent entre le jugement de l'image dans le miroir et le vécu corporel montre que **moins on a conscience du corps, plus on attache de l'importance à l'aspect extérieur**.

Le regard de l'autre

En outre, aucun regard d'admiration, de soutien venant des autres ne réussirait à les consoler car, dans leur opinion négative de leur image, ces femmes ne se fient qu'à leur propre jugement. L'évaluation de l'image externe ne se fait pour elles que dans le miroir et ne passe pas par le regard de l'autre.

« Je ne tiens compte que de mes idées et pas de celles des autres, j'écoute leur opinion mais ça ne me fait pas changer d'avis » (n.38).

« Je ne tiens pas compte de l'opinion des autres. Je suis seul juge » (n.116).

À la limite la seule référence mentionnée est le mari, « l'autre » réel présent dans le quotidien ; mais même lui reste en arrière-plan par rapport au jugement personnel :

« Mon mari m'a choisie, donc il m'aime comme je suis, alors je ne me compare pas aux autres. C'est mon avis qui compte ; si je maigris c'est mieux, mais c'est mieux pour moi » (n.40).

Ainsi, plus de la moitié des femmes (61 %), bien qu'elles disent tenir compte du jugement de leur conjoint, se jugent négativement (46 %, d'emblée, optent pour une opinion très négative sur leur aspect physique).

Pour les patientes interrogées, il y a un seul point de comparaison, avec les autres, que l'on pourrait dire « passif » : la fécondité. La stérilité implique une « marque » qui entraîne souvent un sentiment d'infériorité et de jalousie. Elles se comparent toujours aux autres qui ont des enfants, elles se sentent différentes, elles se résignent ou se rebellent, mais n'oublient pas de se demander « pourquoi les autres et pas moi ? ».

Mais en ce qui concerne l'aspect physique elles font abstraction de toute comparaison directe avec les autres :

« L'environnement familial, les amis ne comptent pas. C'est moi qui ai besoin de me sentir belle, parfaite, mieux si je suis habillée, cachée pour que personne ne voie rien : c'est moi qui veux savoir que ça va comme ça » (n.13).

D'autre part, négliger l'opinion de l'autre ne donne pas pour autant une véritable autonomie cognitive et affective, elles s'en tiennent à un univers de « *normalité* » même dans l'évaluation de leur image dans le miroir validée seulement d'après les critères esthétiques à la mode, décisifs pour le refus du corps, mais qui expriment une fois encore le besoin de conformisme social :

« Je voudrais être Brigitte Bardot » (n.113).

Elles se jugent généralement belles ou moches (64 %) ou elles prennent en considération le poids (20,5 %), la taille (2,5 %), l'âge (5 %), le regard (2,5 %). Une seule parle de la personnalité :

« Je ne m'aime pas beaucoup, physiquement je ne suis pas très bien faite, je suis plutôt boulotte, j'ai toujours eu un gros ventre, déjà dès la fin de l'enfance, et je ne suis pas satisfaite de me voir comme ça. J'aime bien mon caractère, je m'accepte volontiers, mais physiquement je ne m'aime pas trop » (n.20).

Toutes les autres s'évaluent selon des critères bien banals. Dire que le corps est « beau » ou « laid », « gros » ou « maigre », signifie qu'en fait c'est un modèle qui est adopté et à travers son apparente normalité il dévoile l'inconsistance, le vide de l'image corporelle à laquelle elles aspirent[2].

Mais elles ne sont jamais certaines de leur aspect extérieur, tous les jours il pose de nouveau question : ne pas donner de poids à l'opinion des autres laisse alors place au doute que leur image ne soit pas conforme à l'idéal dicté par la mode :

« Il y a des moments où je me sens bien, et d'autres où je me trouve des défauts, mais au bout du compte j'arrive à me reconnaître, à

2. C'est en fonction de l'image idéale véhiculée par la publicité, prise à la lettre, qu'elles jugent leur corps ; de la même façon la cause de la stérilité était réduite à sa « figure », les trompes « bouchées », comme si pour ces femmes tout glissement métaphorique qui libérerait l'imaginaire et la créativité était impossible.

ressentir que cette personne dans la glace c'est moi, je ne voudrais pas être différente. Maintenant je m'accepte un peu mieux, avant je ne me sentais pas bien dans ma peau parce que ma poitrine n'était pas très développée. Maintenant ça va mieux, peut-être que j'ai refoulé certains problèmes que j'avais » (n.110).

« *Ça dépend, il y a des jours où je me déteste, et d'autres où je me trouve passable* » (n.10).

« *J'ai peur de vieillir, je ne m'accepte pas comme je suis, je voudrais ne pas avoir cette cellulite ou être plus grande* » (n.1).

Et la liste des défauts continue. Il est clair que, si on cherche à se conformer à une image idéale, la réalité sera toujours inadéquate. Elles critiquent leurs jambes par exemple, ou leur poitrine ou leur taille :

« *Moi je ne m'aime pas du tout, surtout les jambes* » (n.104).

« *Maintenant, j'accepte mon corps mais avant j'avais des problèmes, par exemple ma poitrine trop petite. Mais je n'ai jamais fait de chirurgie esthétique* » (n.3).

« *Oui, je m'accepte plutôt bien, mais si la poitrine se développait un peu ça me ferait plaisir* » (n.10).

« *Je me trouve un peu grande, mais ça ne me déplaît pas, je préfère être grande que petite, rase-mottes. En fait je n'ai jamais eu de gros problèmes pour m'habiller* » (n.8).

« *Je n'ai jamais été belle, je suis plutôt grosse, en haut ça peut aller, mais j'ai de la cellulite* » (n.13).

Mais surtout (au moins 20 % des patientes interrogées), elles se trouvent « *trop grosses* » :

« *Si j'avais 20 kilos de moins ça serait mieux ; j'ai grossi vers 30 ans, après un chagrin d'amour. Je me suis punie toute seule en bouffant tout le temps. Après je n'ai jamais plus pu perdre de poids* » (n.36).

« *Je ne m'aime pas ; je me trouve grosse, je n'ai pas de constance pour les régimes* » (n.105).

« *Si je me trouve un peu gonflée, je m'observe pour voir pourquoi ça se passe comme ça* » (n.40).

De telles phrases se trouvent plus souvent dans le groupe « cause physique » (33 %) et « imperfections » (22 %), et pour ce qui est du poids, toutes se sentent « en faute » ; peut-être parce que de nos jours on considère qu'en ce qui concerne l'alimentation chacun est responsable et donc coupable :

« Le régime ? c'est à vie que j'essaie. Là, j'y suis arrivée avec l'aide d'une diététicienne : même elle, elle ne pouvait pas avoir d'enfants. Maintenant je me trouve mieux : mon corps est encore un peu mou, mais avant je me disais : quelle horreur ! » (n.37).

« Je ne m'occupe pas beaucoup de mon corps. Avant j'étais plutôt maigre parce que je dansais et je marchais beaucoup. Après mon mariage j'ai grossi et les premiers temps ça m'énervait, j'étais très préoccupée. Maintenant je me suis habituée à ce nouveau corps » (n.40).

« Normalement je me regarde dans la glace quand je prends ma douche pour contrôler si mon ventre a grossi ou si j'ai de la graisse sur les hanches. Je pense qu'il faut se regarder quand on met de la poudre ou de la crème sur son corps » (n.8).

C'est surtout avec leur ventre qu'elles sont critiques :

« Je me retiens, je me bloque pendant les rapports. Je voudrais être plus mince, j'ai des kilos en trop. Ce ventre et ce corps m'ennuient » (n.9).

*« **Mon problème c'est le ventre !** C'est lui qui abîme tout. Parfois je m'en rends compte, je me demande si ça n'est pas psychologique, parce qu'il m'arrive de retenir ma respiration quand je suis avec des gens, parce que je me trouve un peu grosse. **C'est presque comme une grossesse tellement je suis gonflée, et alors si quelqu'un me voit de profil, il m'arrive de rentrer le ventre et de retenir ma respiration** »* (n.32).

« Parfois j'imagine mon ventre pendant une grossesse, c'est horrible, ça doit être effrayant. Heureusement après ça s'arrête » (n.40).

L'image du corps est concentrée en un point : **le ventre**. Être grosse et aussi être enceinte. Et grossir c'est aussi avoir un gros ventre : c'est cela, la seule image que l'on trouve associée à la grossesse chez les femmes interrogées, cela qu'elles banalisent dans une apparence.

Si d'un côté il est compréhensible et démontré que les sujets obèses ont une altération de leur schéma corporel, le fait de se considérer obèse, de se « vivre obèse », alors qu'on ne l'est pas (comment serait-il possible que plus de 20 % des femmes interrogées le soient vraiment ?), peut être compris comme une conformation aux modèles publicitaires et le signe d'une grande difficulté psychologique à vivre sa corporéité.

Enfin, on peut introduire une remarque supplémentaire à ce propos : car affirmer que le désir d'être mince est simplement un besoin de conformisme social pour être en adéquation avec les valeurs de tous n'est pas suffisant pour expliquer l'homogénéité des réponses qui renvoient si souvent à l'image d'un corps « trop gros ». Certainement toute situation d'insécurité, comme c'est le cas pour une femme infertile, entraîne une plus grande sensibilité à la pression des catégories sociales dominantes. Mais les réponses, les discours, si cohérents, si accordés, et le lien sous-entendu avec la conception de la stérilité rendent la problématique plus complexe.

La stérilité est une « marque » inscrite dans le physique, un handicap du corps : ce corps qui n'obéit pas, qui est stérile, qui échappe à tout contrôle, doit être rejeté. Un corps « trop » lourd, moche, gros ; le corps est une entrave à la réalisation personnelle ; il n'est même pas source de sensations, et comme tel on ne veut pas en avoir conscience. Un corps rejeté, mais aussi banalisé, identifié à son apparence. Et il est toujours **en trop**.

La stérilité est déplacée dans le corps, le défaut s'inscrit dans le corps mais ce déplacement produit une représentation négative de ce même corps : corps d'autant plus rejeté et refusé qu'une cause physique aura été reconnue à la stérilité ; un corps littéralement trop lourd à accepter, un corps que l'on peut seulement chercher à camoufler.

Les usages du miroir

Habituellement on reconnaît à l'apparence extérieure le rôle de médiateur du lien social et le corps en devient l'instrument principal (Ajuriaguerra, Goffman, Knibielher). Jusqu'à 73 % de la population générale considère qu'il est important de s'occuper de son image externe par respect des autres.

Agir sur son image corporelle peut en effet exprimer le besoin de « contrôle » des autres, un désir de séduction, d'approbation, ou simplement une dimension plus narcissique : se plaire. Il arrive à tout le monde de s'offrir un bon bain chaud et parfumé, ou une séance de massages quand on est particulièrement fatigué. Mais dans la population étudiée ici, l'attention portée au physique et les soins corporels ne sont pas pris en considération. Elles ne croient pas pouvoir améliorer leur image et ne s'y intéressent même pas. Il se crée ainsi une position statique : le corps, figé dans l'image reflétée par le miroir, ne peut pas être manipulé :

« Non, parfois je me souviens que je dois m'en occuper, alors j'utilise une crème mais pas plus d'un mois » (n.110).

« Je devrais m'occuper de mon corps, c'est bien de le faire, mais je n'ai pas de volonté » (n.9).

Les soins corporels sont comme une obligation, quelque chose qu'il serait « bien » de faire, mais qu'elles ne font pas car elles n'imaginent pas pouvoir modifier leur corps :

« En général je ne fais pas attention à ce que je mange ; au printemps, quand je grossis, je vais à la piscine parce que je ne veux pas devenir obèse » (n.115).

« Ce n'est pas pour être plus belle, non, je voudrais plutôt être impeccable. C'est un complexe pour moi d'être difforme » (n.3).

Au fond on pourrait résumer cette position par la phrase d'une de nos patientes :

« Non, finalement, le corps n'a pas beaucoup d'importance » (n.110).

Se regarder dans la glace est un moyen de se connaître mais les femmes interrogées, comme nous l'avons déjà vu, ne parlent jamais du rôle de l'apparence physique dans la présentation de soi, ni de la nécessité de prendre soin de l'apparence pour exprimer sa personnalité ou pour communiquer avec les autres :

« Je me regarde dans la glace juste avant de sortir pour vérifier que tout est en ordre, pour voir si je ne suis pas ridicule avant de m'exposer au-dehors » (n.13).

« J'ai toujours détesté ce maudit miroir, ça ne me plaît pas de

me regarder, je me déteste, j'ai honte. Mais quand je prend le temps de me regarder tranquillement alors je vois que je suis normale. Récemment j'ai noté que mes yeux avaient changé ; c'est vrai ce qu'on dit, que les yeux changent à 30 ans, je les trouve plus sombres, peut-être plus expressifs. » (n.3).

« *C'est mieux quand je suis habillée, parce que j'ai grossi* » (n.114).

« *Non, je ne me regarde pas ; parfois je me dis : si j'avais une poitrine plus forte ou si j'étais plus grande... c'est bête. Mais quand je m'habille alors là, c'est beaucoup mieux* » (n.113).

Le corps, cet inconnu :

Il faut le camoufler, l'habiller, le cacher, pour pouvoir le retrouver. Et quel meilleur allié que le miroir pour cette manipulation ?

L'image de soi que renvoie le miroir, si elle est utilisée généralement pour faciliter les rapports sociaux, devient pour les femmes stériles la seule source digne de foi de leur conscience corporelle.

Quand on ne s'aime pas comme on est, quand le jugement des autres n'a pas d'importance, quand on n'accorde pas de valeur aux soins corporels, le miroir permet un déplacement d'objectif, de finalité : c'est seulement dans son reflet maquillé, habillé, que le corps est admis, devenu ainsi acceptable pour soi et les autres. Seule la référence d'une norme extérieure permet d'accepter son corps ; l'important encore une fois c'est l'apparence, et la mode et le maquillage en sont les éléments essentiels :

« *Je me regarde seulement quand tout est en ordre, que je suis maquillée, coiffée. Je ne suis jamais vraiment satisfaite, je voudrais autre chose* » (n.19).

Il est intéressant d'ouvrir ici une parenthèse pour rappeler la différence qu'il y a entre le marquage sauvage des sociétés primitives, et le maquillage « civilisé » (Maertens).

Le maquillage primitif fête et célèbre l'évolution du corps qui s'éloigne progressivement de ses origines naturelles pour entrer dans le social : il marque le corps de la signification de son statut, pour l'inscrire dans l'ordre religieux et social. Le maquillage civilisé, au contraire, voudrait figer le corps dans une uniformité qui ne l'inscrit ni dans le temps ni dans un lieu de vie, fixant une image a-temporelle de la beauté et de la bonne santé. Le maquillage primitif fait le lien entre le corps et les coutumes locales, définit le corps ; la trace laissée sur la peau trouve sa signification en référence à une lecture qui est « autre » que soi. Alors qu'aujourd'hui le but du maquillage est de rendre le corps semblable aux autres, le plus identique possible au modèle, produit en série, copié et recopié, où que l'on vive et quels que soient le statut social, l'âge, le désir, corps sans sujet et sans histoire ; un corps-objet, précisément (Baudrillard 1976).

Encore une fois, s'occuper du corps pour le maquiller et le masquer ne donne aux femmes infertiles aucune possibilité de se différencier, d'exprimer leur subjectivité.

C'est pourquoi rien ne rassure ces femmes dans le fait « d'être » un corps, éloigné d'abord comme source de sensations et d'émotions en faveur de leur image dans le miroir, puis rejeté car cette image spéculaire n'est jamais satisfaisante, jamais acceptée.

La curiosité pour le corps

Mais ce corps ainsi absent du vécu est au centre des intérêts et de la curiosité des femmes : toutes s'y intéressent, se documentent, cherchent à savoir ; elles lisent des revues destinées aux parents et aux couples, ou la presse féminine, et surtout, les dictionnaires de médecine et les magazines de santé et les sites d'information médicale.

Cette curiosité pour le corps est exprimée par tous les groupes, sans exception.

« Quand j'avais 15 ans je ne savais pas comment naissaient les enfants, comment ils arrivaient à sortir. Et puis j'ai commencé à lire » (n.106).

« J'ai besoin de tout vérifier dans l'encyclopédie. Tous les mots que je ne connais pas je les cherche. Quand il a fallu que je fasse tous ces examens médicaux, j'ai vérifié sur l'encyclopédie le pourquoi, le comment, etc. » (n.8).

« Ça ne doit pas être très sympa à voir à l'intérieur. Mais c'est intéressant de savoir; je cherche souvent dans les livres » (n.9).

Au fond ce livre est centré sur la problématique de la connaissance : nous avons décidé de ne pas considérer comme distincts et opposés le savoir médical et le savoir commun sur le corps. Pour ce qui est de la vulgarisation médicale, nous considérons qu'il ne s'agit pas d'un passage passif d'informations ; l'approche du corps est orientée par les attitudes culturelles courantes et modulée par la représentation de la stérilité. Nous verrons que pour les femmes interrogées le corps connu et le corps vécu sont en décalage, que la valorisation du premier dépend de l'image de soi et que le désinvestissement du corps vécu peut entraver ou orienter les intérêts pour une connaissance objective (Roqueplo, Strachey).

Certaines femmes (qui considèrent la stérilité comme une « imperfection » ou « ce n'est rien ») imaginent l'intérieur du corps toujours en mouvement :

« J'imagine tout ce que j'ai lu, je vois tout qui bouge » (n.105).

« Je vois ce qui est expliqué à la télé et dans les livres » (n.9).

« Je vois l'intérieur : il y a tout qui bouge » (n.107).

« Je veux tout voir comme à la télé : comment on est fait, comment ça se passe. Je voudrais savoir si tout est normal. J'imagine l'intérieur ; je vois la gorge, l'estomac, l'intestin, l'utérus, les trompes, les os et les articulations. Oui, j'imagine le corps tout rouge à l'intérieur » (n.13).

« Je pense rarement à ce qui se passe dans le corps : tout est en mouvement » (n.103).

« Ça m'a toujours plu de savoir comment c'était fait à l'intérieur, ce qui s'y passe, tout le travail des organes ; quand je vois une planche anatomique j'aime bien rester à la regarder, à imaginer ce qui pourrait arriver » (n.15)

Ce qui domine c'est donc la catégorie de la vue, « voir dedans ». Le regard saisit l'apparent du corps, le regard « **voit** » ce qui se passe à l'intérieur du corps.

De même que les patientes interrogées se servaient du miroir pour connaître leur corps (et c'était en fonction de ce reflet qu'elles se jugeaient belles ou laides), elles utilisent les livres, la télévision, l'informatique pour faire connaissance avec leur intérieur : l'éloignement au corps se réalise à travers sa traduction en images. En ce sens on peut comprendre comment est possible chez ces sujets la co-existence d'une conscience limitée de leur corps et d'un intérêt culturel très vif à son égard.

Pour beaucoup d'entre elles, une forte curiosité se manifeste pour « voir à l'intérieur » ; *« Voir dedans »* (n.9). *« Voir comment c'est à l'intérieur »* (n.13). *« Voir ce qui se passe à l'intérieur de moi »* (n.114). *« Je voudrais tout voir comme à la télé »* (n.13). *« Savoir comment c'est fait à l'intérieur »* (n.15).

Mais même cet intérêt pour le corps ne recouvre qu'un domaine très étroit, centré sur tout ce qui concerne la conception, la grossesse, l'accouchement :

« Ça me plaît de connaître mon corps et le corps des autres parce que je ne peux pas regarder en moi, par exemple pour voir l'échographie d'un bébé » (n.20).

« Oui, ça me plaît de voir un accouchement, l'accouchement à la maison, la lumière tamisée, les gens qui sourient » (n.38).

« En dehors de la grossesse, il ne se passe rien dans le corps, rien ne bouge » (n.114).

En dehors de la grossesse, donc, pour ces femmes il ne se passe rien, rien qui puisse susciter leur curiosité. Le corps en tant que tel n'intéresse pas, il ne reste alors qu'une seule question : « D'où viennent les enfants ? », même si derrière cette interrogation on peut entrevoir un désir d'en savoir plus sur la sexualité et sur soi-même. Mais ce n'est pas là un véritable désir de connaissance, une volonté de révéler le mystère « fascinans et tremendum » (comme dit Léonard de Vinci) que renferme le corps, c'est-à-dire provoquant à la fois un sentiment d'effroi qui fait fuir et un sentiment d'attirance pour le surgissement de l'inconnu (Torok).

Au contraire, c'est un corps banalisé, qui échappe au contrôle, une mécanique qui peut se bloquer, s'arrêter, avec tout ce que cela peut avoir de routinier et d'automatique.

Il n'y a pas vraiment chez les patientes interrogées de véritable ouverture à la connaissance ; la curiosité dont elles font preuve rappelle plutôt la sensation que l'on a devant une machine à laver en panne : on ne connaît pas le fonctionnement des mécanismes et on n'est pas non plus intéressé par la connaissance de ce fonctionnement, mais on veut l'ouvrir et voir pourquoi ça ne marche plus.

Par ailleurs, nous avons vu comment, même pour la recherche d'une cause à l'infertilité, ces femmes restaient imprécises, peu « scientifiques ». Même là elles se contentent de peu, de trop peu : une seule explication (l'obstacle des trompes bouchées) suffisait à faire taire tout désir de connaissance, suffisait à « mettre en ordre » ce corps désorganisé.

Tout se passe comme si le corps n'était pas intéressant : en effet les mécanismes impliqués dans la stérilité ne les concernent pas ; le problème, la question fondamentale, c'est être en paix avec sa conscience, trouver une cause physique pour ne pas se sentir responsable (« le secret c'est de ne pas y penser ! »).

Pourtant elles veulent savoir encore, elles continuent à chercher : elles consultent des médecins et des livres, pas tant pour une explication technique de plus, mais pour trouver une « parole » qui puisse combler la distance originaire que ces femmes ressentent entre elles et leur corps, cette raison impossible qui rendrait compréhensible et acceptable leur stérilité. Elles cherchent une connaissance sur elle-même, qui n'a rien à voir avec des notions techniques, mais elles continuent à demander des explications à la Médecine.

On retrouve ici une attitude courante même en médecine ; même là, en fait, si le savoir dont on dispose n'est pas exhaustif, il s'agit seulement d'acquérir « plus » de connaissances, de faire « plus » d'examens. Il surgit ainsi un discours homogène entre les médecins et les malades, qui se déroule à leur insu : tous parlent au fond de la même façon, même si ensuite les patients peuvent regretter un manque « d'explications ».

La question « savoir-ne pas savoir » est toujours exprimée dans les consultations pour stérilité en termes interrogatifs : il est toujours demandé un savoir supplémentaire pour récupérer cette dimension corporelle que la maladie vient bouleverser (en tant qu'altération, « alter-action », autre qui intervient de l'extérieur).

« L'ignorance est un fait actif » affirmait Freud et aucun mot ne peut être ressenti ou craint s'il n'est pas pressenti. L'absence de curiosité des patientes est due au fait que quelque part elles savent déjà (Raimbault 1976). Elles savent que le corps est imparfait, elles savent qu'elles ne sont pas sûres de vouloir un enfant, de pouvoir se permettre un enfant, de pouvoir passer du statut de fille à celui de mère.

Bien sûr, n'importe quelle explication technico-scientifique qui se présenterait ne saurait épuiser le questionnement incessant sur soi qui se fait pressant en elles : qui suis-je ? pourquoi moi ? qu'est-ce qu'un enfant ? Si le savoir médical peut contrôler leurs inquiétudes, contre l'angoisse on ne peut rien, sauf chercher les moyens que la culture ou la civilisation nous offre pour l'éviter (Safouan).

Les représentations qu'elles se font du corps – handicapé, responsable de la stérilité, porteur d'une tare physique – sont comme un programme, une « métaphysique » des rapports entre l'âme et le corps qui fait barrage à l'angoisse. Le recours à la Médecine se justifie alors comme savoir qui fait barrière, qui permet d'éloigner le corps, en l'objectivant, pour pouvoir le dominer d'une part et d'autre part pour s'en décharger. On pourrait se poser la question de savoir si cette conception d'un être sans corps – ou d'un corps qui n'est pas être (mais qui est plutôt un objet que l'on traîne ou que l'on essaie de faire fonctionner), entité spatiale claire pour l'intelligence et la volonté – ne risque pas de devenir psychotisante ou du moins ne risque pas de générer un trouble psychosomatique. (Même là il est impossible de ne pas voir cette coïncidence dans les représentations du corps entre les femmes stériles et la Médecine) (Mac Dougall, Valabrega, Sapir).

L'absence de reconnaissance du corps comme leur maintient ces femmes « stériles » dans une recherche incessante de leur place dans l'espace et dans le temps.

Se reconnaître, ne serait-ce que dans le miroir, voudrait dire s'inscrire dans une temporalité, se reconnaître dans les ressemblances, dans une généalogie. Mais c'est impossible pour elles.

Vouées à la découverte d'un Savoir, d'une origine de soi, c'est à la recherche de la première cellule, à la fécondation, la conception qu'elles consacrent tout leur intérêt. L'origine de la vie, nous le verrons, est le seul sujet où leurs informations sont précises et détaillées : leur curiosité pour le corps se concentre chez elles sur ce seul sujet.

Les inquiétudes au sujet du corps

Une autre façon de savoir quel rapport a chacun de nous avec son corps est de chercher à connaître les projections et les fantasmes à travers le monde des rêves et de l'imagination, des peurs et des craintes imaginaires.

À la question : « Que craignez-vous le plus pour votre corps ? », seules 65 % des patientes ont répondu, contre presque 99 % de la population générale : il est clair que plus on est conscient de son corps plus on est préoccupé à son sujet.

Les femmes interrogées répondent comme d'habitude : « je ne veux pas y penser », parce que y penser c'est déjà le « faire exister ».

La plus grande peur est la perte d'un organe sensoriel, une mutilation, un handicap (21 %). Puis vient la peur du cancer (18 %) et d'une modification péjorative du corps (grossir 8 %). Puis sont citées les altérations dégénératives, comme vieillir (5 %), mourir (5 %), dans la même proportion que ne pas avoir d'enfant (5 %) et la peur de devenir folle (3 %).

« Je n'ai jamais eu vraiment de douleurs; ce que je crains le plus ce sont les accidents : ça serait terrible pour moi de perdre un bras, une jambe, un œil; pour l'instant je suis entière » (n.1).

« Ma plus grande peur c'est de perdre mon mari, mais pour ce qui est du physique j'imagine un mal après un autre. Parfois j'ai mal au dos, et je me dis que j'ai un cancer. Oui, le pire c'est le cancer » (n.118).

« J'ai peur des interventions chirurgicales, surtout à cause de la douleur » (n.114).

« Devenir très grosse. Avant je n'avais pas de problèmes de poids, mais avec l'âge… avant je pouvais manger tout et n'importe quoi et je ne grossissais pas, au contraire ! » (n.103).

Aux peurs mises ici en évidence correspond, directement, la conscience que ces femmes ont de leur corps : à un niveau élevé de conscience on retrouve l'angoisse de perdre un organe essentiel ou sensoriel (groupe « imperfection »), à un niveau moyen (groupe « causes physiques ») on retrouve ensemble la peur du handicap et de l'absence d'enfant, tandis que la vieillesse et la mort sont évoquées par les femmes qui n'ont aucune conscience de leur physicité (groupe « destin »).

« Le pire c'est un mal incurable, je suis angoissée de mourir alors que je n'ai pas une famille accomplie, réalisée, il ne me manque que ça, que je ne peux pas me permettre, je n'arrive pas à avoir d'enfant » (n.33).

Le manque d'enfant est ressenti comme le manque d'un sens ou d'un organe ; son absence est un vide dans l'image de soi, qui suscite un sentiment d'incomplétude. Nous avons déjà vu qu'à l'origine de cette quête d'enfant se trouve souvent le désir d'être une famille accomplie, réalisée, et aussi une femme accomplie, qui s'est réalisée. L'absence de l'enfant réel n'est pas vécue comme le point de départ d'une réflexion sur soi ou comme une prise de conscience mais vient se traduire sur le plan physique comme un « manque » qui entame l'intégrité corporelle.

Le lien entre la stérilité comme « manque » et le manque d'un organe est alors évident. On dit « il me manque un enfant » et on a peur qu'il « manque » un bras. Les choses et les mots sont pris dans leur sens littéral, c'est-à-dire « banal » : le corps, privé de toute potentialité, de toute valeur, peut être seulement décrit, jamais personnalisé ou vécu subjectivement.

Par ailleurs, la perte d'un organe des sens est particulièrement redoutée car elle éloigne des autres ; on redoute de ne pas exister, de perdre son identité :

« Perdre la vue ou la parole sont les choses les plus terribles ; s'il me manque un bras ou une jambe, c'est moins grave. En fait

être aveugle ou muet ce n'est pas seulement ne pas pouvoir s'exprimer, c'est ne pas exister » (n.30).

« *J'ai peur de vieillir parce que la société rejette les personnes âgées, et parce que c'est moche de vieillir* » (n.106).

« *Le pire c'est mourir, parce que je n'existerai plus, ou alors aussi, devenir fou, dépendant* » (n.8).

La mort et la folie vont de pair : mourir c'est aussi perdre le contrôle de soi.

« *Le pire c'est la maladie mentale, parce que je ne serai plus moi-même. Je pourrais répondre aussi le cancer, parce que nous devons tous mourir plus ou moins en souffrant : le destin nous offre ce à quoi nous sommes destinés, tout est déjà écrit dans les chromosomes* » (n.15).

Le destin peut s'inscrire dans le corps, mais perdre la maîtrise du corps est l'angoisse la plus totale :

« *Je suis terrorisée à l'idée de me déformer, grossir de façon monstrueuse ; avant j'étais très maigre, et puis j'ai grossi d'un coup, beaucoup. Ce n'est pas beau à voir ; à la limite on peut s'empâter harmonieusement, et dans ce cas il suffit de faire un régime. Mais se déformer pour des raisons non alimentaires, avoir un dysfonctionnement, ça serait vraiment le pire* » (n.20).

Toutes ces angoisses expriment clairement un besoin de maîtrise du corps, qui va jusqu'à contrôler son aspect extérieur.

Il ne s'agit pas d'une maîtrise « instrumentale », comme si le corps était un moyen, un instrument avec lequel on accomplit une tâche. Ceci est le cas, par exemple, dans le sport où l'on discipline le corps dans un but précis, sans pour autant s'éloigner de lui mais au contraire en allant jusqu'à exploiter toutes ses possibilités.

Pour les femmes stériles, au contraire, le rapport au corps est plutôt un besoin de contrôle « normatif » ; c'est le désir de le mettre en accord avec ce qui l'entoure, d'adhérer aux canons de la beauté, aux mensurations imposées par la mode…

Nous avions déjà noté ce conformisme chez les femmes interrogées à propos du désir d'enfant : dans cette ambivalence entre refus et désir, « je veux, mais je ne veux pas », elles avaient choisi de se conformer aux idées les plus communes.

Mais ce contrôle normatif du corps est aussi en lien avec les inquiétudes qu'il suscite : au fond elles cherchent à le « domestiquer ». À l'opposé, c'est un corps fou qui se profile, non seulement autonome mais qui échappe, incontrôlable, déformé, gros.

Le corps et la tête

Lorsqu'on demande aux femmes quel serait pour elles l'organe le plus important de leur corps, le dualisme psyché-soma, corps-esprit apparaît dans toute son évidence.

« *Je ne sais pas si pour moi il y a un organe plus important qu'un autre, je trouve qu'ils sont tous importants. Évidemment le cœur est sans doute le plus important, si on me coupe un pied je peux continuer à vivre mais le cœur, là, c'est autre chose. Mais au bout du compte je ne sais pas lequel choisir en premier* » (n.20).

« *L'organe le plus important c'est le cœur, mais bon ils le sont tous, si un ne marche pas, l'autre non plus* » (n.13).

« *Tous les organes sont importants : la bouche, le nez, les yeux, les mains, les pieds, les jambes* » (n.8).

« *Tous les organes, s'il manque les mains, les jambes, la tête. pour un être humain tout est important* » (n.40).

« *L'utérus, les ovaires, l'hypophyse, tout est important* » (n.114).

« *Tous les organes sont importants, que ça soit le foie, le cœur ; s'ils ne fonctionnent pas c'est vraiment un problème ; et c'est la même chose pour l'intestin ou les reins. Ne plus avoir la rate ou l'appendice ce n'est pas grave comme le cœur quand il ne marche pas* » (n.103).

18 % ne répondent pas à la question, 21 % déclarent que tous les organes sont importants ou choisissent l'utérus (8 %). Mais le choix se limite pour la plupart à deux organes : le cœur (31 %) et le cerveau (23 %) : le premier fait fonctionner le corps, le second sert à vivre, à être en relation avec les autres.

Cette opposition rappelle clairement une conception dualiste corps-esprit :

« Le cerveau est plus important car c'est grâce à lui que nous sommes différents des animaux. Mais le cœur aussi c'est important, il ne faut pas perdre de vue la juste proportion des choses » (n.111).

« Le cerveau, parce qu'il aide à réagir, à faire, à se comporter ; et pour notre corps le plus important c'est le cœur » (n.101).

« Le cœur sert à survivre, le cerveau à agir. J'espère que mon cerveau va m'aider pour maigrir » (n.36).

Après une brève hésitation initiale, elles s'orientent vers le cœur quand elles veulent souligner que le corps fonctionne automatiquement, a une vie autonome, alors que le choix du cerveau veut montrer que c'est l'esprit qui domine le corps.

« Le cœur, parce que s'il s'arrête... » (n.9).

« Le cœur c'est la vie » (n.116).

« Le cœur pour rester en vie » (n.113).

« Le cerveau, la tête, l'esprit. Bien sûr une maladie physique c'est terrible, mais le handicap aussi » (n.102).

« La tête parce que ça permet de s'exprimer » (n.118).

Les différents groupes de patientes se divisent de façon égale en faveur de l'un ou l'autre, alors que le groupe qui attribue la stérilité à une cause physique privilégie évidemment le cœur.

Une seule se différencie : *« La partie la plus importante c'est l'esprit, l'âme ; pas les parties comme le foie ou le cœur, mais l'âme qui nous fait vivre, qui "soutient" le moral, quelque chose de spirituel, pas physique »* (n.103).

« Mon corps est une valise que je me traîne »

La perspective dualiste sous-tend l'opposition entre le contrôle exercé par la tête sur le corps et l'autonomie du physique.

Pour approfondir ce rapport psyché-soma on a ensuite proposé aux patientes de comparer le corps à une série d'images : l'arbre, l'animal, l'usine-laboratoire, selon une échelle allant du vivant à une représentation mécanique du corps ; et viendra aussi s'ajouter la métaphore de la maison proposée spontanément par les femmes.

Les résultats sont les suivants :

Images	%
L'arbre	26
L'animal	20
Le laboratoire/usine	12
La maison	8
La voiture	8
pas de réponse	26

Le corps arbre

« *L'arbre parce qu'il y a des espèces différentes* » (n.3).

« *Un arbre avec des branches sans feuilles* » (n.33).

« *L'arbre parce que c'est beau* » (n.104).

« *Je le comparerais à quelque chose dans la nature parce qu'elle est belle* » (n.116).

« *Un arbre : parce qu'il y en a de toutes sortes, grands et petits, gros, vieux, jeunes ; de nombreuses espèces, plein de formes différentes. C'est très différent un arbre au printemps ou en automne, quand il perd ses feuilles ! J'adore l'automne avec toutes ces couleurs, les feuilles rouges et jaunes. Mais moi j'ai peur d'être anormale* » (n.3).

L'arbre se distingue par son indépendance : il pousse, se développe et meurt. Et sa beauté est soulignée par ces femmes qui se trouvent laides, indésirables. C'est le symbole idéal d'une existence pure, inaccessible, l'arbre signe la distance au corps que ces femmes vivent ; le corps est projeté dans une dimension idéale où la vie libre de la nature ne rend des comptes qu'à elle-même :

« *Je pense à un arbre, parce qu'il est toujours là, droit au milieu de la verdure, de la nature* » (n.104).

La comparaison avec le corps humain naît parfois de l'idée des fruits :

« *L'arbre a une vie et des racines, de la sève, des feuilles qui s'ouvrent pour recevoir le soleil, des fleurs et des fruits* » (n.15).

« L'arbre produit et donne des fruits, comme le corps humain » (n.106).

« Un arbre, parce que c'est un symbole, s'il n'a pas de fruit il pourra en donner un jour et de toute façon il est beau à regarder » (n.30).

Mais l'arbre ne se justifie pas par ses fruits, il a son indépendance (26 % de réponses).

Le groupe « nature » utilise la comparaison avec l'arbre à 100 %. Ensuite, on retrouve les réponses des femmes du groupe « destin » (17 %), « incapacité » (17 %), « cause physique » (22 %) et « imperfection » (33 %).

L'ordre biologique est autonome, mais garde cependant une loi interne, un développement, une histoire.

La conception du corps-arbre laisse ouverte une faille entre le moi mental et le moi physique. La nature présente les mêmes contraintes que le destin : la vie autonome de l'arbre rend impossible une approche quelle qu'elle soit : le corps-arbre, parfait dans son indépendance, est quelque chose d'inaccessible, irrémédiablement perdu.

Le corps animal

Nous allons retrouver là aussi, dans cette métaphore, le besoin de faire valoir la valeur positive de la nature, en opposition à tout ce qui est artificiel.

« Un animal ou quelque chose de naturel » (n.20).

« Un animal parce que c'est naturel, ce n'est pas construit par l'homme » (n.111).

À la différence de l'arbre qui se détache loin et solitaire, il y a ici dans cette comparaison à l'animal une relation possible avec l'homme : les animaux nous ressemblent et un parallèle est possible. (20 % des réponses).

« Parce que nous venons des animaux » (n.17).

« Parce qu'ils ont les mêmes organes que nous » (n.16).

« Parce que nous sommes semblables » (n.103).

Les animaux sont des êtres vivants :
« *Parce que c'est chaud et vivant* » (n.102).
Et avec eux, nous pouvons nouer un véritable rapport d'affection :
« *Parce que j'adore les animaux* » (n.9).

Le corps laboratoire, usine ou machine

Les analogies qui rapprochent le corps du laboratoire occupent la troisième place dans l'ordre de préférence et il est important de voir que parfois les patientes hésitent entre l'image de l'arbre et celle de l'usine ou du laboratoire. Une telle analogie, plus qu'à la « possibilité d'un contrôle » renvoie à un même univers d'autonomie, qu'il soit artificiel ou naturel : le laboratoire transforme, modifie comme l'arbre vit et meurt.

« J'ai à l'esprit l'arbre ou le laboratoire, parce que dans le fond c'est équivalent, ils modifient ce dont ils ont besoin » (n.110).

« Un arbre qui pousse, pousse, et meurt quand il est vieux, ou une usine avec des petits bonshommes qui bougent » (n.8).

« Je ne me comparerais pas à un arbre parce que lui, il a une vie, ni à un laboratoire, parce que je ne sais rien faire ; je ne saurais pas dire » (n.14).

« À un laboratoire, non, parce que je ne suis pas capable de faire quoi que ce soit ; et à un arbre non, parce qu'il végète » (n.107).

« Je dirais à un laboratoire parce que je continue à faire travailler mon corps ; j'ai toujours pris beaucoup de médicaments parce que j'étais malade, parce que je n'arrivais pas à dormir, ou pour couper la faim. Il m'arrive d'avoir une faim de loup : quand je suis dépressive je mange de tout et j'ai honte. Je bombarde mon corps de produits chimiques » (n.19).

L'analogie avec la machine renvoie à la représentation mécanique de quelque chose qui bouge sans un cerveau pour guide, d'un corps sans tête (20 % des réponses). Une telle image suggère que seule une relation de maîtrise absolue du corps serait possible, en verbalisant la crainte que le corps s'en aille pour son propre compte :

« Je bouge sans arrêt » (n.38).

« Je bouge toute la journée, mon corps ***est quelque chose qui fait tic tac****, je le vois comme un boudin mou et inconsistant » (n.32).*

« Je dirais une machine parce que je continue ***à tourner en rond*** » (n.105).

Le corps maison

Enfin, certaines femmes proposent spontanément de comparer le corps à une maison (8 % des réponses).

Nous avons déjà vu, dans l'analyse des situations dites agréables, le besoin que ces femmes ont de rester à la maison, de « mettre en ordre », de faire le ménage, etc. La comparaison est intéressante car elle renvoie à l'idée d'un foyer à construire, d'un nid à préparer.

« J'aime bien rester à la maison, je ferais n'importe quoi pour elle ; je ne sors qu'avec mon mari » (n.118).

« Je comparerais le corps à la maison parce que, bien ou mal, une maison aussi on en a besoin » (n.117). La même personne disait à propos de son physique : *« Si le corps est ainsi, c'est qu'il doit être ainsi. »*

Avoir un corps-maison est ainsi une obligation, que l'on essaie d'accepter, autant que possible : *« Une maison, parce que c'est beau et accueillant »* (n.118).

Mais si pour certaines la maison est « belle et accueillante », pour une autre le corps-maison est comme une prison où l'on est enfermé :

« Je me sens comme enfermée une sorte de studette, en fait, j'habite dans un mini appartement » (n.37).

Cette comparaison à la maison est utilisée seulement dans le groupe « destin » (ananké), et le choix de l'animal n'apparaît que dans le groupe « hasard » (tyche). On peut ainsi noter une opposition maison-animal : la première exprime le besoin d'être seul, de se retrouver, le corps-maison offre un espace protecteur de ce destin-ananké que l'on ne peut connaître ; d'autre part, l'animal exige d'être compris, a une vie indépendante, et en tant que vivant échappeau contrôle.

De toute façon, la comparaison à la maison, l'arbre ou l'animal, au fond, renvoie à l'idée d'une vie réelle, ordonnée même si autonome :

« C'est sous l'arbre que l'on se sent protégé » (n.30).

« L'animal peut être caressé » (n.102).

« Pour la maison, je ferais n'importe quel sacrifice... » (n117).

Il en va autrement dans l'analogie avec une machine où le corps est un mécanisme en mouvement, froid et indifférent : il fait tic-tac, il fonctionne tout seul.

Mais qu'il s'agisse d'un arbre, d'une machine ou d'un laboratoire, il y a une idée commune à toutes ces représentations : le corps est séparé du sujet, il fonctionne seul. Et c'est l'idée de l'automate, du robot qui se profile à l'horizon. L'automate est un corps sans symptôme, sans jouissance, sans folie, un corps idéal, toujours identique à lui-même, autosuffisant : c'est, au fond, l'idée du corps que propose la Médecine.

Divertissante, mais tragique, est la description qu'en fait Beaune : « L'automate enseigne la navrante banalité des confins, la vacuité spécieuse du spontané, l'immobilité des origines et des démiurges. Il se nourrit de monotone. Mais en même temps il caricature la raison, il en montre les limites. La mort s'introduit dans le champ. Mais cette mort est spéciale ; indéfinie, dépourvue de tout héroïque, d'un mythisme anorexique. »

Déjà Descartes avait introduit l'idée de la raison comme capable de « s'autocontrôler », de réfléchir sur soi et le corps est alors réduit à un simple espace.

L'automate, dont la production est florissante du temps du philosophe français, est ce « double » produit par l'esprit : mais s'identifier au robot, comme le font les patientes interrogées, signifie se précipiter dans le vide d'une répétition sans sens. En somme, un **corps-robot** « **qui tourne en rond** », « **qui fait tic-tac** ».

Mais comment peut-on vivre son corps si on en a cette conception ? Dans la mesure où les femmes s'approprient les idées sur le corps soutenues par la Médecine, elles ne peuvent plus vivre avec leur corps, elles ne peuvent que s'en plaindre comme d'un « **trop** », trop grand, trop gros… elles craignent d'en perdre le contrôle. C'est un corps sans sensations, dont elles ne peuvent être conscientes, un corps qui fait tic-tac, un corps « que l'on traîne derrière soi ».

On pourrait objecter que ces femmes, dans une situation de malaise, sont plus portées à se conformer aux notions médicales sur le corps pour les espoirs que, dans notre société, la Médecine fait naître : elles cherchent à assumer de toutes leurs forces la logique de la Médecine qui promet des solutions et offre des guérisons. Ceci est vrai bien sûr, mais elles n'auraient pas recours à la Médecine si cette conception du corps comme unique responsable de la stérilité ne leur était pas également utile. Un corps sans faille, dont la mort est écartée, un corps dont on est le maître, il suffit de vouloir ; un objet que l'on peut manipuler à loisir, un robot que l'on peut monter et démonter : un objet comme les autres, un bien de consommation.

Il y a donc quelque part une convergence entre la Médecine et les patientes, peut-être inconsciente. Voilà mon hypothèse de départ.

Si la Médecine maintient cette illusion d'un corps parfait dont la connaissance progresse toujours, cette représentation est rassurante pour les femmes qui vivent quotidiennement leur stérilité.

Narcissiquement ce corps idéal dont on serait le maître, cette « illusion de corps » leur convient. L'enfant aime penser que son corps est parfait, qu'il ne sera jamais malade, qu'il ne tombera jamais, mais ensuite, précisément, quand il se heurte et qu'il tombe, il en découvre les limites et la force.

Mais pour que cela advienne, il faut une histoire, une évolution, un cheminement.

Et là le cercle se referme ; on pourrait risquer l'hypothèse que pour ces femmes le temps ne doit pas exister ; inconsciemment, elles ne peuvent s'inscrire dans le cours du temps. Le corps réduit à un simple espace, empêche toute histoire. Or, dans l'inconscient, le temps se mue en espace et l'espace en entité corporelle. Au cours de cette mutation, le corps propre fonctionnant comme un schéma de représentation, constitue le moyen terme entre le temps et l'espace. Le temps est identifié à l'espace pour autant qu'il soit comme lui projection de l'image du corps.

La stérilité permet de se soustraire au temps, au devenir adulte, permet de rester pour toujours l'enfant imaginaire et parfait du désir des parents. *« Je me vois avec mon corps d'adolescente »,* disait une patiente.

Le corps est une gêne parce qu'il « pèse » ; ne dit-on pas « le poids du corps » ? Gros, pesant, obstacle : c'est une entrave. On pourrait considérer la stérilité sur la même ligne que l'anorexie ; c'est le poids du corps, réalité matérielle, que l'on cherche à fuir : les patientes, obligées de s'y soumettre, cherchent à le nier. Le refus du corps, en apparence, est plus évident dans l'anorexie où ce corps sublimé se retire de l'espace, se renie dans sa chair pour s'affirmer comme pur esprit, mais au fond cette dynamique est très semblable dans la stérilité. Le problème du corps devient celui d'une inscription dans l'histoire.

Et la médecine actuelle, soutenant cette image du corps-robot, ne serait-elle pas elle-même responsable du vécu négatif que ressentent ces femmes qui ont recours aux traitements médicaux, qui entrent dans le système de soins ? Si le corps n'obéit pas, s'il ne fait pas ce qu'elles veulent, il ne reste plus à ces femmes qu'à disparaître dans un système nosographique.

Mais le corps qui reste, quand la maladie a été étiquetée, ce corps qui reste à vivre c'est alors juste « une valise que je me traîne ».

CHAPITRE V

D'où viennent les enfants ?

Fécondité et plaisir

UN DERNIER ASPECT RESTE À EXPLORER : la vie sexuelle. Nous avons vu quelle idée négative ces femmes ont de leur corps, mais quel est l'impact de l'infertilité sur le vécu au quotidien des rapports sexuels ?

Faire un enfant suppose faire l'amour ou, pour dire autrement, désirer un enfant implique d'être un corps en relation avec un autre.

De nombreuses études ont mis en lumière le lien sexualité-frigidité-stérilité, jusqu'à soutenir que les femmes frigides ont des difficultés à concevoir, mais ce n'est pas mon point de vue : c'est l'expérience de ce qui est physique dans son ensemble qui influence la vie sexuelle d'un individu ou d'un couple. Si la stérilité est l'expérience d'un corps qui se refuse et qui est à son tour refusé, il est clair que la sexualité pourra en pâtir et on peut faire l'hypothèse, à partir des réponses obtenues, qu'une éventuelle frigidité sera une conséquence de cette vision négative du corps.

Mais quand la question directe est posée, la majorité des femmes nient qu'une sexualité satisfaisante soit en lien avec la possibilité de concevoir un enfant :

« Quand ils doivent être conçus, ils le sont de toute façon, l'élément psychologique peut jouer un rôle au moment de l'ovulation, mais ça ne peut pas empêcher une conception » (n.102).

« Le problème n'est pas : si le rapport est réussi, ça marchera et s'il n'est pas réussi, il n'y aura pas d'enfant » (n.7).

« Le plaisir n'a rien à voir avec ça, si tout fonctionne normalement à l'intérieur » (n.40).

« Ma belle sœur qui était frigide a bien eu des jumeaux » (n.113).

« Si tout va bien, si tout fonctionne bien, le plaisir n'a rien à voir là-dedans » (n.10).

Comme preuve de cette séparation entre sexualité satisfaisante et conception, il est fait référence aux violences sexuelles :

« Quand on est violée on peut être enceinte. J'ai demandé au docteur X » (n.38).

« S'il y a viol on peut quand même tomber enceinte » (n.111).

« Il y a des femmes qui ont des rapports bestiaux, mécaniques, sans amour, et même ces femmes-là ont des enfants » (n.19).

« C'est juste mécanique. Il y a une coïncidence qui fait que si le sperme arrive et que l'ovule est là, la fécondation a lieu indépendamment du reste. Même les femmes qui n'ont pas de plaisir peuvent avoir des enfants. Mais alors si le contraire pouvait être vrai, je ne sais pas combien nous aurions d'enfants, nous ! » (n.15)

Un point est commun à toutes les réponses : la fécondation est « mécanique », c'est un fait indépendant de l'homme et de la femme qui, au fond, ne sont pas « acteurs », mais spectateurs de quelque chose qui se déroule à leur insu.

Pour ces femmes stériles, c'est en somme un mécanisme autonome qui décide d'une nouvelle vie : ce cloisonnement entre la sexualité d'une part et la fécondité d'autre part est revendiqué dans toutes les réponses.

Même les femmes qui ont des rapports sexuels satisfaisants tendent à écarter la conception de tout contexte émotionnel et à bien séparer la fécondation du plaisir sexuel :

« Les rapports sexuels se passent très bien, je ne crois pas que ça compte » (n.18).

« Les rapports sont très agréables et je pense que c'est ce qui me lie encore à mon mari. Si je n'étais pas heureuse avec ça, je

crois que ça serait encore plus pesant pour moi de ne pas avoir d'enfants » (n.15).

« *Ça n'a jamais été un amour passionné ; nous étions amis de longue date, je ne sais pas, notre relation c'est de l'amitié, de l'affection, je ne pourrais pas la définir comme de l'amour. Les rapports sexuels sont peu fréquents, je n'en ai pas envie, lui serait plus disposé* » (n.103).

Ainsi les femmes qui ne sont pas satisfaites de leur vie sexuelle pensent que cela n'influence pas leur fertilité :

« *Je ne peux pas avoir de plaisir chaque fois que nous faisons l'amour. Mais je ne craque pas par compassion pour lui. J'ai toujours été froide ; ce n'est pas de ma faute, je n'arrive pas à me concentrer* » (n.104).

« *L'important c'est de ne pas confondre sexe et enfant, parce que tous les deux sont importants* » (n.40).

« *Non, les enfants ne naissent pas du plaisir* » (n.34).

La même patiente précise ensuite qu'elle n'atteint pas l'orgasme pendant les rapports, adoptant ainsi une position de défense face à la sexualité.

La patiente n.8 déclare encore :

« *Ce n'est pas un péché de faire l'amour. Il ne faut pas penser que la stérilité est une punition de Dieu.* »

On peut penser que cette distinction sexualité-fertilité est une projection de leur propre satisfaction ou non-satisfaction sexuelle ; mais cette attitude est constante, que les rapports soient source de plaisir ou non.

Le peu de femmes interrogées qui reconnaissent un lien entre la sexualité et la fécondité le font en recourant à un autre ordre de valeurs, plaçant au premier plan la relation affective qui doit exister dans le couple.

« *Oui, bien sûr, l'affection est importante dans le couple* » (n.118).

« *C'est important d'avoir un rapport satisfaisant parce que si les deux personnes s'aiment, si un enfant naît d'un rapport réussi, c'est encore mieux* » (n.114).

« C'est important le rapport affectif » (n.111).

Même la patiente n.101 souligne que *« un amour réciproque est une bonne chose même pour l'enfant ».*

Mais au fond, pour beaucoup de femmes stériles, d'après leur expérience, il est préférable de séparer la conception de toute implication émotionnelle :

« Si je pense au bébé, je ne risque pas d'atteindre l'orgasme, je suis déconcentrée. Je dois me détendre » (n.8).

De telles phrases reviennent souvent :

« Pendant la bonne période je n'arrivais pas à me détendre, je n'en avais pas envie » (n.117), et *« parfois, si je pense au fait de concevoir un bébé, je n'arrive pas à me détendre ».*

De même il y a celle qui parle (n.34) de « *sales moments* » parce qu'elle n'arrive pas à avoir d'orgasme à l'ovulation et qui reconnaît se sentir « *comme **retenue**, **bloquée*** » (toujours les mêmes mots qui reviennent) surtout les jours féconds, parce que :

« Pour moi, personnellement, c'est devenu une affaire où le seul but c'est être enceinte et c'est tout ! » (n.9).

Entre se détendre et se concentrer, se bloquer et se relaxer, leur sexualité devient un univers stéréotypé, où « être bloquée » est l'élément négatif. Nous retrouvons là une conception de la stérilité déjà rencontrée : le corps qui se bloque, un blocage dans la tête, un blocage même dans les rapports sexuels.

La voie des métaphores et des analogies se poursuit… mais personne ne semble s'en rendre compte.

Une sexualité planifiée

Les femmes infertiles n'aiment pas parler de leur sexualité, ou alors par bribes : très peu de réponses ont été obtenues quand il s'agissait de décrire la vie sexuelle, comparé à la profusion de détails fournis sur la planification des rapports.

Ainsi, si on ne peut rien déduire de la sexualité, il faut s'en tenir à leur discours pour tenter de comprendre ce besoin affiché et répété de séparer la vie sexuelle du désir d'enfant.

« Nous avons concentré les rapports sexuels pendant des mois et des mois ; et après nous avons fait mine de ne pas y penser. Pendant les rapports j'essaie de ne pas penser au bébé. Ce n'est pas important que les rapports soient réussis » (n.110).

« Je n'ai jamais pensé au bébé en faisant l'amour (je prenais la pilule) : maintenant que j'ai l'idée d'avoir un enfant j'y pense quelques fois, peut-être après un rapport réussi je me dis que ça serait bien d'avoir fait un bébé. Nous avons essayé de concentrer les rapports aux bons moments du cycle, mais il n'y a rien à faire, je n'y arrive pas » (n.19).

« Les premiers mois je n'y pensais pas. Maintenant je fais plus attention à la date, au calendrier, ce ne sont pas des rapports fabuleux, mais bon, après tout » (n.20).

Toute l'attention et l'énergie de la femme sont tournées vers la « courbe », le « calendrier », la « date ».

Dans ce contexte la sexualité est prise en charge par la Médecine qui la régule de l'extérieur, selon des normes précises, obligées et auxquelles on ne peut pas se soustraire :

« Ils m'avaient dit : c'est tel jour » (n.104).

« Le médecin disait : "ce soir c'est bon, demain non", on a bien suivi ses conseils mais au bout du compte, rien ! » (n.38).

« Parfois je n'arrive pas à me détendre, je n'ai des rapports sexuels que pour ça. Et puis il y a le fait d'être sous traitement. Il y a des moments où il faut avoir des rapports. Je pense au bébé, je ne fais l'amour que pour le bébé » (n.103).

« Ils m'ont dit d'avoir des rapports du 12e au 18e jour, tous les deux jours : ces jours-là je n'ai eu des rapports que pour tomber enceinte, l'aspect sexuel n'avait pas d'importance. J'ai tout essayé avec mon mari mais les derniers temps ça devenait assommant, j'en avais assez » (n.9).

Se sentir obligée fait obstacle au plaisir :

« Parfois on n'arrivait pas à avoir des rapports "ces jours-là". Si je réfléchissais "ce soir c'est le bon moment" et que je décidais d'avoir un rapport, je n'y arrivais pas » (n.35).

Quand la pensée d'un bébé vient s'interposer dans le rapport conjugal, il devient insatisfaisant.

On comprend alors que le plus souvent ces femmes nuancent la réalité : *« Non, nous n'organisons plus les rapports, juste quelques fois »* (n.10), ou affirment franchement leur choix de ne pas vouloir concentrer les rapports dans la période féconde parce que penser à l'enfant entraîne un conditionnement négatif. *« Non, nous sommes convaincus que ça ne sert à rien »* (n.114).

« Non, nous ne calculons pas, nous avons décidé de ne pas cibler les jours » (n.3).

Seules 7 femmes reconnaissent essayer encore activement d'avoir les rapports dans les « bons » jours, ceux de l'ovulation, mais elles ne sont pas plus satisfaites de leur sexualité pour autant.

« Je me suis dit : tel jour, telle heure. Le désir, on essaie de le faire coïncider avec les bons moments » (n.104).

La plupart des femmes disent avoir essayé un temps, mais l'absence de résultats les dispense alors d'avoir des rapports programmés :

« Je ne faisais l'amour que pour ça » (n.105).

« Nous avons fait comme ça les 6 premiers mois, vers le milieu du cycle, on s'obligeait à faire l'amour. Maintenant c'est fini, si j'ai envie c'est bien, sinon tant pis » (n.118).

« On ne faisait plus l'amour que pour ça » (n.103).

« Nous avons passé des mois à essayer de concentrer les rapports » (n.110).

« On faisait l'amour même quand on n'en avait pas envie » (n.117).

« On essayait d'avoir les rapports au bon moment et on y pensait trop ; maintenant j'essaie de ne pas me poser ce problème. Selon moi, c'est un facteur de tension nerveuse – à cause de la courbe thermique. ***Quand je réalisais que c'était la phase ovulatoire****, le bon moment, je m'agitais tellement qu'on faisait l'amour mais je n'arrivais pas à me détendre,* ***je n'en avais pas envie*** *»* (n.17).

*« Nous avons essayé de viser le bon jour. Nous ne le faisions que pour avoir un enfant. Maintenant non, seulement si on en a envie » (n.*34).

La majorité d'entre elles **refuse carrément et clairement de concentrer les rapports dans la période féconde** : il est évident que si l'on voulait analyser les résultats des traitements de l'infertilité on devrait tenir compte des résultats de cette recherche.

« Nous n'essayons plus de repérer les jours féconds. Quelquefois à l'ovulation on se dit "on essaie", mais ce n'est pas vraiment notre but. Sincèrement, si je devais décider avec mon mari de faire ou non l'amour en fonction du calendrier, je n'y arriverais pas. ***Si je devais penser : ce soir c'est le bon moment, je rentre à la maison et je fais l'amour, je ne pourrais pas*** *»* (n.3).

Pourtant, la pensée d'un bébé est toujours là, « dans la tête » :

« Je me pose la question pendant que je fais l'amour, est-ce que c'est une fécondation ou pas, est-ce que nous sommes en train de faire un bébé ou non ; j'y pense chaque fois au 14e jour : je me dis : ça serait là le bon jour, est-ce que j'ovule ? Cette fois c'est bon, je suis enceinte. Au début nous avons concentré les rapports à l'ovulation parce que les spermatozoïdes sont plus vigoureux ; nous avons essayé de bien viser le bon jour. Je fais ma courbe, je fais des calculs » (n.13).

« Je ne peux pas m'empêcher de penser pendant un rapport que c'était le bon moment, et que nous verrions si j'avais ou non mes règles cette fois » (n.1).

En conclusion on peut se demander pourquoi et pour qui on devrait maintenir la séparation fécondité-plaisir, et pourquoi si l'on pense à la conception (et on ne peut pas s'empêcher d'en rêver), les rapports sexuels perdent tout leur attrait.

La sexualité n'a rien à faire avec la fécondité, disent en chœur les patientes interrogées, conformes en cela à l'opinion générale. La sexualité doit être libre, l'expression d'un désir ; la fécondité au contraire doit être programmée, calculée, réglementée. Comment concilier alors ces deux impératifs ?

Soit on décide de privilégier l'un et l'autre pôle et on choisit d'organiser les rapports sexuels selon des règles biologiques, soit on suit l'impétuosité du désir – et en effet les deux attitudes alternent souvent –, et la contradiction se révèle tout de suite : accorder la sexualité aux règles biologiques, au calendrier ou au cycle en vue d'une conception, a un effet négatif sur le plaisir sexuel.

Donc, cela revient à dire qu'un lien entre fécondité et sexualité existe, est implicite, mais il doit être oublié pour pouvoir éprouver du plaisir, il ne faut pas « le savoir », on ne doit pas « y » penser.

De nos jours il est possible d'avoir des rapports seulement pour le plaisir et non pour la procréation, mais peut-on s'empêcher d'y penser quand le bébé est une « idée fixe » comme il l'est dans la vie de ces femmes stériles ?

Nous verrons toute l'ambiguïté qu'il y a entre l'idée de l'enfant qui fait irruption – un retour du refoulé – et le besoin de l'éloigner de son esprit pour pouvoir prendre du plaisir, ou se détendre.

L'enfant « gêneur »

En effet, à la question : quand vous avez des rapports, pensez-vous au bébé, à la grossesse, à la conception ? 70 % répondent qu'elles pensent à l'enfant, pendant que 21 % disent ne penser à rien et 9 % ne répondent pas.

« *J'y pense, est-ce que je serai enceinte, peut-être que ça va marcher cette fois... Je pleurais quand j'avais mes règles ; maintenant non, je suis contrariée de la fin des règles à l'arrivée des nouvelles, je ne fais qu'y penser et espérer. Je n'arrive pas à me résigner* » (n.33)

« *Oui j'y pense si je peux être enceinte ou non, mais si je ne vois pas la courbe au-dessous de 37°, non je n'y pense pas. Avant je ne savais même pas quand j'ovulais, ils me disaient qu'après les règles on est comme nettoyée...* » (n.114).

« *J'essaye de me détendre ; parfois j'y pense, je pense à tellement de choses* » (n.16).

« *Le premier mois nous n'avons rien fait, si un bébé venait, très bien, mais nous ne voulions pas nous créer des problèmes avec ça. Un an après il n'y avait toujours rien ; nous avons commencé à surveiller, à faire les tests. Nous étions attentifs au moment de l'ovulation. Nous ne le faisions pas exprès, mais nous ne rations pas ces jours-là. Inconsciemment j'y pense, cette fois ça y est, parce que je le fais avec entrain, sans stress; mais inconsciemment je pense à l'enfant* » (n.17).

« *Quand on fait l'amour, j'y pense, je pense à mon enfant déjà né; ou alors le lendemain je me demande si c'est bon, si la conception s'est réalisée. Je le souhaite de tout cœur mais après, quand j'ai mes règles, je suis déprimée; alors j'essaie de ne pas y attacher trop d'importance et le moral remonte; et puis il y a le travail, je n'ai pas le temps de trop y penser* » (n.111).

« *Nous cherchons le bon moment; quand nous faisons l'amour j'y pense, évidemment nous espérons toujours que cette fois c'est la bonne* » (n.102).

D'autres femmes ne pensent pas à l'enfant à ce moment-là (9 cas).

« *Non, je n'y pense pas; mes cycles sont toujours réguliers. Parfois j'ai un peu de retard dans mes règles et alors j'ai un doute, mais très vite je n'y pense plus* » (n.115).

« *Pendant l'ovulation j'ai plus envie d'avoir des rapports; je ne sais pas si c'est quelque chose d'inconscient. En général, je ne pense pas au bébé pendant les rapports* » (n.38).

« *Je ne pense pas à l'enfant pendant les rapports sexuels; c'est pour ça que je pense que ce n'est pas psychologique, parce que ce n'est pas une idée fixe. Je ne suis pas trop fixée sur les enfants. Je les aime beaucoup mais pas tout le temps. Aussi je ne me dis pas : voyons si c'est le bon soir, si je fais l'amour avec mon mari, espérons que ce sera un jour décisif; non, je n'y pense pas. Pendant un temps on programmait les rapports, mais on est tous les deux convaincus que ça ne sert à rien* » (n.14).

Il revient toujours cette distinction entre penser à l'enfant et une sexualité qui, pour être vécue plus librement, doit être séparée de l'idée de maternité.

Mais à quoi rêvent précisément pendant les rapports les 27 femmes qui disent « penser » à l'enfant? quand on sait que ce n'est pas un enfant réel qui est imaginé, mais l'idée que la conception a bien eu lieu :

« ***J'ai toujours cette idée en tête : peut-être que c'est vrai ce qu'on dit : quand on y pense trop c'est difficile de tomber enceinte****. J'y pense, j'y pense surtout les bons jours* » (n.12).

« *Dans ce moment-là je me dis c'est bon, cette fois ça y est* » (n.40).

« *Nous espérons que cette fois ça peut marcher* » (n.116).

«*...On espère que cette fois on aura des résultats* » (n.12).

« *J'espère toujours que la conception va avoir lieu* » (n.111).

« *On ne cherche pas à avoir des rapports juste au bon moment, on fait l'amour très souvent, tous les soirs même : si je ne suis pas enceinte c'est qu'il doit y avoir quelque chose de sérieux. Au début on pensait tout le temps à cet enfant, mais maintenant non ; quand on fait l'amour on n'y pense pas. Même après je n'y pense plus ; je pense à ce truc, cette trompe, cette maudite trompe, à quoi d'autre ? Si ce n'est pas ça, ça sera plus grave. Mon mari essaie d'adopter des positions qui d'après lui sont plus efficaces* » (n.113).

Seules 3 patientes disent penser à l'enfant réel mais admettent qu'il s'agit d'une erreur :

« *Je sais que je ne devrais pas* » (n.32).

« *J'essaie de ne pas y penser, je ne veux pas que ça soit juste un rapport dans ce but* » (n.16).

« *Parfois j'y pense mais je ne devrais pas le faire* » (n.105).

« *Ce n'est pas facile les rapports sexuels : le vagin n'est pas lubrifié, je suis très coincée et* ***nous sommes conditionnés par le fait que les rapports sont prévus. Quand je fais l'amour je pense à l'enfant (malheureusement !) ; à chaque fois, j'y pense et je sais déjà que ça sera comme les autres fois, qu'il ne se passera rien. Je suis tendue, ça m'obsède*** » (n.7).

« *Pendant qu'on fait l'amour il m'arrive d'y penser, mais alors ça ne marche pas. Si je pense à cet enfant je n'arrive pas à l'orgasme. Je suis déconcentrée, je n'arrive pas à me détendre. Je crois que si j'y pense je n'arriverai jamais à être enceinte. En devenir folle serait encore pire. Je prends ma température, mais ce n'est pas une obsession. On essaie d'avoir des rapports au bon moment, mais ce n'est pas une obsession non plus. Si on est fatigués, nerveux, on repousse l'idée d'un enfant ; peut-être que c'est psychologique* » (n.8).

Au total, penser à l'enfant que l'on voudrait avoir semble diminuer le plaisir sexuel. Il est intéressant de noter que cette baisse du plaisir sexuel a été signalée aussi par certaines femmes qui prennent une contraception orale. Penser que l'on veut un enfant comme devoir penser que l'on n'en veut pas peut devenir un obstacle au plaisir. On a parlé de « sexualisation » du rôle de la femme et on a dit que « plaisir ne signifie que sexualité » (Pasini), que la contraception pourrait aussi frustrer les femmes dans leur désir profond de maternité.

Ceci suggère que la relation entre le plaisir et la pensée de la grossesse est plus complexe qu'il n'y paraît à première vue, parce qu'au fond sexualité et fécondation sont indissociables dans l'imaginaire.

Toute la conception actuelle de « l'amour libre » et « de l'enfant sous conditions » bouscule l'unicité originelle de l'être féminin qui est, dans le même temps, épouse, mère, amante et d'autres choses encore, capable d'une richesse créative que l'on ne peut emprisonner dans des statuts figés.

Pour les femmes interrogées, il faut que cette séparation sexualité-fécondité y soit ; à l'enfant, il faut « ne pas y penser », et ainsi on en revient toujours au point de départ : l'idée de la conception, de l'enfant s'insinue pendant les rapports sexuels, mais c'est « embêtant ». On ne doit pas y penser.

Nous allons voir maintenant qu'aucun rêve, aucune émotion, aucun affect n'est lié à l'image de l'enfant, de la grossesse ou de l'accouchement : ce n'est pas du tout ressenti comme une expérience possible, tout est réduit à des représentations stéréotypées : l'enfant : une poupée ; la grossesse : avoir un gros ventre ; l'accouchement : l'hôpital, la douleur.

L'enfant imaginé

L'enfant imaginaire-« fantasme » est présent chez toutes les femmes, mais quand je leur ai demandé comment elles l'imaginent exactement, 25 ne parlent que d'un nouveau-né idéal :

« *Je voudrais que mon enfant ressemble à mon mari parce que je trouve mon mari vraiment beau* » (n.37).

« *Beau comme mon mari* » (n.11).

« *Avec les cheveux de mon mari* » (n.17).

5 femmes l'ont imaginé de façon encore plus vague :

« *J'avais l'impression d'avoir une poupée, un joujou* » (n.6).

Pour 3 femmes il s'agit du désir d'une petite fille, « *pour l'habiller avec mes affaires, la faire belle* » (n.26).

« *Parce qu'il y a plus de choix pour l'habiller* » (n.4).

« *Je préfère avoir une fille parce qu'on peut s'amuser à l'habiller* » (n.29).

Toutes imaginent cet enfant petit, à peine né, ou ayant au maximum 2-3 ans, seules 4 femmes le voient à différents moments de la vie :

« *Je le vois tout petit petit dans son berceau et puis plus grand, adulte* » (n.19) ;

« *Je le vois à tous les âges possibles* » (n.25) ; « *grand ou petit* » (n.5).

Aucune n'évoque le besoin de rencontrer un nouvel être, ou le besoin d'une relation personnelle avec cet enfant.

En somme il est le nouveau-né bien rond, blond et potelé, masculin parce qu'il ressemble au mari, féminin pour pouvoir jouer à l'habiller : c'est l'image du bébé du monde de la publicité. C'est cela le rêve de maternité ?

La conception imaginée

En poursuivant sur cette voie, nous avons demandé aux femmes à quoi elles pensaient quand elles imaginaient la conception.

Toutes ont des idées précises mais, pendant les rapports, elles n'y pensent pas ou ne veulent pas y penser :

« *Ce sont des choses très petites qui entrent. Quelquefois mon mari me dit : cette fois, nous y sommes, je suis arrivé jusqu'au fond. Mais moi je ne veux pas qu'il parle comme ça. Je ne peux pas le supporter* » (n.38).

« *Les spermatozoïdes rencontrent l'ovule. Le début pourrait être mécanique. Ils se rencontrent, le follicule doit se rompre : l'ovule descend, les spermatozoïdes arrivent et ils se rencontrent : si ça réussit c'est une vie qui commence* » (n.5).

La conception de l'enfant est vue essentiellement comme un « fait technique » (n.2).

« C'est un mécanisme » (n.12), *« ça pourrait être mécanique »* (n.18), détaché de toute implication émotive. Personne ne pense à la fécondation en faisant l'amour :

« Je sais que le sperme et l'ovule se rencontrent, mais pendant le rapport je ne pense pas au bébé. J'ai lu quelque chose sur la conception. J'ai vu des photos dans les journaux ou dans des livres. Maintenant c'est une chose très ordinaire, et penser à l'ovule c'est comme penser à n'importe quelle partie du corps. Je ne pense jamais à la conception pour moi, j'y pense en général » (n.15).

« Dans une trompe l'ovule descend et rencontre des spermatozoïdes par milliers » (n.26).

« Le spermatozoïde passe par l'utérus et les trompes où se trouve l'ovule » (n.9).

« C'est au niveau de la cellule : ils se rencontrent, il y a la fécondation de l'un avec l'autre. Je le vois assez clairement, comme une action technique » (n.111).

Beaucoup (9) ajoutent qu'elles le voient *« comme à la télé »* (n.7), *« comme dans les livres »* (n.25), *« comme dans les bandes dessinées »* (n.38) comme pour prendre leur distance avec une expérience corporelle. C'est quelque chose qui ne se passe pas à l'intérieur d'elles-mêmes, mais qui est projeté dans un scénario imaginaire, avec les connotations et la précision d'un documentaire scientifique.

« J'imagine une particule primaire qui est l'ovule avec autour des millions d'autres particules plus petites dont une seule réussit à pénétrer » (n.110).

« Je m'imagine que c'est une particule de sperme qui entre dans une sorte de petit tuyau et ensuite il se forme une nouvelle créature. Je n'en suis pas sûre mais je pense que c'est une chose comme ça » (n.115).

« Je vois une trompe droite ou gauche : les deux mais elles alternent : l'ovule descend et rencontre le sperme, je sais que les sper-

matozoïdes sont très nombreux mais un seul d'entre eux pénètre. Ensuite il y a une multiplication et ensuite la grossesse » (n.9).

« *Il n'y a qu'un spermatozoïde qui peut rentrer, plus rarement deux et alors il y a des jumeaux. J'ai vu dans un livre le comportement des spermatozoïdes, ils entrent, le flagelle reste dehors, seule la tête pénètre l'ovule, le spermatozoïde passe par les trompes et là il rencontre l'ovule. Il n'y a qu'un seul ovule à féconder, un par mois. Ensuite il descend et arrive dans l'utérus. S'il ne descend pas c'est une grossesse extra-utérine et dans ce cas ça se finit par un avortement ou alors il faut opérer* » (n.114).

« *Les spermatozoïdes doivent traverser l'utérus et être portés jusqu'à la trompe où l'ovule attend ; ils se rencontrent ; c'est-à-dire que si le spermatozoïde arrive à pénétrer la cellule, et il n'y en a qu'un seul sur un million ou un milliard, c'est la fécondation* » (n.20).

Il est intéressant de noter que de toute façon le savoir, même correct, est toujours reconstruit et réintégré dans le domaine de ses propres connaissances. Par exemple dans ce cas les catégories utilisées pour décrire le phénomène de la conception et se la représenter sont au nombre de trois :

1) – le spermatozoïde entre à l'intérieur de l'ovule :

« *L'ovule passe et le spermatozoïde entre* » (n.11).

« *Ces petites choses qui vont, arrivent et entrent* » (n.18).

« *Des milliards de spermatozoïdes luttent pour arriver et il y a le chanceux qui réussit à entrer, et il s'accroche* » (n.4).

« *Le spermatozoïde entre comme un bolide* » (n.39).

2) – Le spermatozoïde et l'ovule se rencontrent :

« *Le spermatozoïde rencontre l'ovule* » (n.13).

« *C'est la rencontre du spermatozoïde avec l'ovule* » (n.33).

« *Ils peuvent se rencontrer et se féconder* » (n.29).

« *L'ovule descend dans une trompe et rencontre les spermatozoïdes qui sont des milliers* » (n.25).

3) – Enfin, moins citée, la descente de l'ovule fécondé dans l'utérus, de façon à ce qu'il puisse s'implanter et se développer :

« *Une descente lente, une nidation tranquille, romantique, calme* » (n.24).

« *Ils descendent dans l'utérus et là ils se greffent* » (n.12).

« *Ensuite il descend et va jusqu'à l'utérus, s'il ne descend pas c'est une grossesse extra-utérine* » (n.39).

« *J'ai vu un documentaire à la télé : il y a des milliers de spermatozoïdes qui luttent pour pénétrer, mais un seul d'entre eux y arrive et en est tout fier. Et ceci m'a beaucoup étonnée : que tous ces spermatozoïdes partent ensemble et qu'un seul puisse créer une vie nouvelle* » (n.104).

Dans ce scénario le spermatozoïde et l'ovule sont conçus comme dotés d'une vie propre ; mais aussi ils vivent un moment de lutte :

« *Je le vois clairement, je l'ai étudié, ensuite je l'ai vu de nombreuses fois à la télé, dans les journaux. Il y a la rencontre entre les spermatozoïdes qui vont à la recherche de l'ovule et qui sont en lutte pour pénétrer* » (n.1).

L'image des médias s'anime, prend des couleurs, et s'inscrit dans l'univers connu et familier des femmes :

« *C'est une lutte pour la vie* » (n.4).

« *Des milliers de spermatozoïdes luttent pour arriver et seul le plus chanceux réussit à pénétrer* » (n.22).

« *Les spermatozoïdes se battent pour pénétrer l'ovule* » (n.14).

« *Un seul sur des milliards réussit à entrer* » (n.9).

La connaissance scientifique s'intègre à la vie vécue, se reconstruit en une représentation mentale cohérente, dotée de sentiment et utile dans la vie quotidienne.

On retrouve surtout l'opposition masculin-féminin et il nous semble entendre de nouveau des phrases comme celle d'Aristote dans « De la procréation des animaux » :

« Il est certain que la femelle en tant que telle est passive et le mâle en tant que tel est l'agent et le principe vital du mouvement. »

C'est le même concept qui, à travers le temps et les époques, pose à nouveau l'antagonisme homme-femme, à travers l'opposition du chaud et du froid, de l'actif et du passif, du cuit et du cru (Levi-Strauss).

Sous de nouveaux aspects, fournis par les modes et les découvertes récentes, le mythe poursuit son chemin. Nous retrouvons ici le haut et le bas, monter et descendre, attendre et arriver, entrer et sortir (Moscovici 1975).

Mais d'autre part la représentation de la conception, même transformée en scène animée, est dans son principe biologique correcte.

Le problème est alors de comprendre pourquoi il existe un décalage entre la connaissance des causes de la stérilité (ainsi que nous l'avons vu) qui apparaît très approximative, et la connaissance des mécanismes de la conception qui bien qu'imagée est détaillée et révèle un bon niveau d'information.

On peut observer que le retard dans l'étude de la procréation humaine, dû en partie au tabou qui frappait la sexualité au XIXe siècle, a aujourd'hui disparu, on en parle librement.

Et pourtant, le discours médical sur les causes de la stérilité tel qu'il apparaît « raconté » par les femmes semble étonnamment éloigné du discours biologique « raconté » par elle sur la conception. Une telle distance semble reproduire le retard existant, dans un contexte plus large, entre médecine et biologie.

Puisque les biologistes comme les médecins se sont lancés sur les mêmes pistes de la fécondation in vitro ou du contrôle de la fécondité, cela mérite d'être précisé et approfondi. Mais, un fait reste incontestable : il y a un retard énorme, une absence d'écoute, une résistance plus accentuée pour le monde médical que pour la biologie. Dans la différence entre physiologie de la reproduction et médecine de la stérilité, il faudrait voir quelque chose d'autre ; et cet « autre » est bien plus qu'un progrès scientifique inégal ou une différence dans les modalités de la connaissance : la biologie tirerait son origine de l'immense volonté de savoir qui a soutenu l'institution du discours scientifique en Occident, alors que la médecine découlerait d'une volonté obstinée de non-savoir, à la faveur d'un « pouvoir immédiatement applicable » comme disait un célèbre chef de service.

Si l'on revient à notre questionnaire, on peut aussi expliquer le décalage entre la paradoxale non-connaissance de l'anatomie et du fonctionnement génital et les connaissances très précises sur la conception par le fait qu'il y a des choses auxquelles « il ne faut pas penser ». Il vaut mieux ne pas y penser.

On peut « connaître » la mécanique de la fécondation, mais « il ne faut pas connaître » les jours féconds pour avoir des rapports satisfaisants ; on peut bien imaginer l'ovule et le spermatozoïde mais on ne peut pas rêver l'enfant.

La grossesse imaginée

Sur le fil de ces images, nous avons cherché à conduire les femmes à imaginer leur éventuelle grossesse future : si certaines déclarent qu'il s'agit d'une belle expérience, d'autres la voient comme une période pendant laquelle elles seront l'objet d'attentions particulières *« pendant la grossesse on est plus cajolée »* (n.114).

« On est l'objet de toutes les attentions » (n.13), ou alors elles la voient comme une période pleine de problèmes qui leur inspirent de la peur. Quoi qu'il en soit, presque toutes s'imaginent enceintes et se voient « avec le ballon ». La seule idée, la seule association possible à la grossesse est la silhouette de la femme enceinte.

« Ça cause beaucoup de problèmes, on n'est pas bien. Je m'imagine avec un ventre énorme et, comme j'adore être dorlotée, j'en profiterai » (n.18).

« Pensez que j'ai mis des coussins sous mes vêtements pour voir comment j'étais avec le ballon ! » (n.20).

« Je m'imagine avec un gros ventre et je me vois très belle ; naturellement on perd la ligne mais c'est normal » (n.20).

Nous pouvons souligner alors que la grossesse est vue uniquement à travers l'aspect extérieur, celui que voient les autres.

« Je pense que la grossesse est très belle : l'homme devient plus affectueux quand il sait que sa femme est enceinte ; il comprend que c'est un peu étrange. J'aimerais beaucoup voir mon ventre grossir toujours plus » (n.40).

« Je rêve : je ne me sens pas à l'aise avec mon ventre. Une image ? je n'ai jamais pensé à une quelconque image. Je me dis, toutes y sont passées et moi aussi je pourrai enfanter. Cependant je m'imagine que je serai ***très moche*** *et* ***très grosse*** *»* (n.115).

Il est intéressant de noter que parmi les femmes qui se voient avec « le ballon » seulement six se voient belles, revalorisant l'image du corps à travers la grossesse, alors que pour les autres, 21 femmes, la grossesse entraîne une déformation du corps. Elles se voient énormes et grosses, « *je me vois comme un ballon, grosse* » (n.39).

« ***Je m'imagine comme une montgolfière***, *vraiment engraissée* » (n.8).

Elles expriment ainsi une gêne dans leur façon de vivre leur corps, et ceci est confirmé par leurs allusions au corps. Seules trois femmes font allusion à l'enfant.

« *Je commence à le connaître à l'intérieur, je sens qu'il grandit* » (n.4).

« *C'est quelque chose qui grandit dans mon ventre, je le sens bouger* » (n.11).

« *J'écouterai ce qui se passe en moi, je le sentirai bouger en moi* » (n.37).

Mais en général, la grossesse est imaginée comme une expérience physique personnelle, sans aucune référence à l'enfant, et encore une fois cette période est réduite à une image banale : l'aspect extérieur de la grossesse, le ventre, avec toutefois une notion d'angoisse pour la déformation du corps.

L'accouchement imaginé

La conclusion naturelle de la grossesse est l'accouchement ; donc la dernière question sur l'imaginaire des femmes concerne précisément ce moment.

Certaines le voient comme un événement normal, naturel, alors qu'une seule déclare « *ce n'est pas une chose normale, il n'est pas normal qu'un enfant sorte du vagin d'une femme, si petit, et l'enfant qui est si grand, c'est impossible* » (n.31).

D'autres parlent de la douleur de cet événement comme « supportable », « surmontable », « ça en vaut la peine », « ça apporte quelque chose ».

« *Je l'avais rêvé une fois et j'étais surprise car l'enfant avait déjà des cheveux et des dents. Pendant l'accouchement je ne souffrais pas, j'étais tranquille, puis le docteur m'a fait voir le bébé. Je ne l'avais pas vu sortir, j'ai seulement vu le bébé devant moi, et moi-même. J'en rêve souvent, mais je ne crois pas que cela soit si terrible : des millions de femmes y passent, et certaines même enfantent sans aide* » (n.15). « *L'accouchement ? je n'y pense pas. J'ai toujours pensé que tout irait bien si je vais dans un lieu tranquille avec des gens que je connais bien et en qui j'ai confiance. Alors je me dis que je n'aurai pas de problèmes, même si quelque chose ne fonctionne pas. Oui, oui on souffre, mais personne n'en est mort ! C'est supportable et je pense que j'y arriverai tranquillement* » (n.115).

La plupart des interviewées déclarent ne pas avoir peur, bien qu'elles reconnaissent qu'il doit s'agir d'une expérience douloureuse :

« *Je suis courageuse, je n'ai pas peur* » (n.21).

« *Ça peut être douloureux, mais je n'ai pas peur* » (n.27).

« *Maintenant je n'ai pas peur, depuis la coelioscopie je suis tranquille* » (n.1).

« *Je n'ai pas peur, je pourrai l'affronter sans problème* » (n.10).

Seules quelques-unes en parlent avec peur, voire avec terreur :

« *L'accouchement ? ça me terrorise. Même lorsque je vais chez le gynéco j'ai très peur ; je vais plus volontiers chez le dentiste ! pourtant je pense que c'est une chose naturelle : quand l'enfant sort c'est comme une libération parce que la douleur s'arrête* » (n.104).

« *L'accouchement ? je serai épouvantée par le sang, pas par la douleur* » (n.101).

« *L'accouchement ? j'en ai très peur, mais je suis toujours un peu froussarde* » (n.15).

« *J'ai une de ces terreurs de l'accouchement : quand j'accoucherai je veux une césarienne. Je rêve d'accoucher et que je ne sente aucune douleur, comme si j'urinais. Il y aurait juste quelque chose qui sort. Mais je sais que la réalité est bien différente : la salle d'accouchement m'épouvante, et aussi les personnes qui sont là* » (n.9).

La peur est liée d'abord aux actions faites sur leur corps : « *ils te fatiguent, ils te coupent, ils te réprimandent* » (n.18).

Jamais un mot sur les risques encourus par l'enfant ou sur l'intense émotion provoquée par une nouvelle naissance.

« *Mais ce qui m'épouvante ce sont les points de suture, les piqûres, les perfusions : l'accouchement ce n'est pas seulement une dilatation, un enfant qui sort et c'est tout* » (n.9).

« *Je suis terrorisée par la salle d'opération et par les gens plus que par l'accouchement, j'ai peur de la perfusion, des injections, que l'on soit obligés de me faire une incision, ou d'utiliser la ventouse, j'ai peur que des piqûres soient faites par un médecin maladroit* » (n.26).

Le rôle du médecin, par ailleurs, est important pour surpasser la peur :

« *Ma cousine est morte en accouchant il y a quatre ans et je pense que ce serait impensable aujourd'hui. Je veux choisir un médecin en qui j'ai confiance, mais dans le fond je n'ai pas peur* » (n.5).

« *Ma sœur a eu un enfant : après l'accouchement je suis allée lui rendre visite et elle m'a dit : je te conseille de ne pas avoir d'enfants parce que ça sera beaucoup mieux pour toi. Une de mes amies au contraire était très heureuse : le médecin lui a serré la main pendant l'accouchement et cela l'a beaucoup aidée (et c'est le même médecin qui s'occupe de moi)* » (n.9).

Le rôle du mari en revanche est bien moins évident que le rôle du bon médecin.

À la question directe : laisseriez-vous votre mari assister à l'accouchement ? une nette majorité a répondu oui. Les raisons sont diverses, pour certaines : « *Comme ça il voit les douleurs que l'on subit* » (n.39), « *Comme ça il saura ce que ça veut dire que d'avoir un enfant* » (n.16), « *Pour que lui aussi se fasse une idée* » (n.15), « *Comme ça il verra ce que l'on endure* » (n.32), « *Je pense que je pourrai affronter ça tranquillement ; je voudrais mon mari près de moi car il vaut mieux qu'il sache ce qui se passe et c'est mieux d'avoir quelqu'un près de soi. Moi je suis née à la maison avec une sage-femme* » (n.110).

Pour d'autres, la présence du mari apporterait une sécurité, un confort, une plus grande tranquillité. Il est intéressant toutefois de noter qu'un tiers des femmes qui désire sa présence le juge pourtant incapable de supporter la vue d'un accouchement :

« Mon mari, c'est lui qui doit décider s'il veut assister ou non mais je sais que ça posera des problèmes car il est plus faible que moi » (n.15).

Cet argument est repris comme justification même par les femmes qui, elles, ne voudraient pas leur mari à leurs côtés (20 %) : *« Il est très impressionnable »* (n.19), *« Il n'est pas courageux, c'est un froussard »* (n.33).

Certes, les idées que l'on a de l'accouchement sont souvent influencées par l'expérience d'autrui et par les discours tenus à ce sujet. Nous avons demandé à ces femmes si en particulier leur mère, leurs amies, des parents leur avaient raconté quelque chose de l'accouchement. Seules quelques mères n'ont pas communiqué leur expérience mais leurs filles le justifient par le fait qu'elles appartenaient à une génération où ces choses-là étaient tabou. Pour 64 % des femmes interrogées, leur naissance leur a été racontée comme un événement dramatique et périlleux, ou du moins problématique. Une telle incidence d'accouchements difficiles, ou du moins vécus comme tels, est certainement trop élevée, supérieure à la moyenne et doit faire réfléchir au lien mère-fille chez les patientes infertiles.

« Je suis née à la maison, ma mère était très mal, elle a failli mourir » (n.34).

« Je ne me décidais pas à sortir, je suis née tard » (n.20).

« Ça a été dramatique, avec un forceps » (n.32).

« Ça ne s'est pas très bien passé, avec des forceps : ma mère est restée 3 jours et 3 nuits dans une chambre noire et a toujours souffert » (n.11).

« Ma mère a eu des problèmes car je suis née 15 jours avant la date prévue. Je sais ce que c'est qu'un accouchement car j'en ai parlé avec mes amies et je regarde les programmes là-dessus à la télé, ce n'est pas un tabou pour moi » (n.15).

« Ma mère voulait à tous prix des enfants et je suis née après deux ans de mariage. Elle dit que sa grossesse s'est bien passée. Elle a eu quelques problèmes seulement au 6e mois où elle a été

opérée d'urgence de l'appendicite. Elle dit qu'après l'accouchement on oublie la douleur. Je suis fille unique.

Mais j'ai eu quelques amies qui ont eu beaucoup de difficultés pendant l'accouchement, mais elles s'en sont sorties assez bien » (n.115).

Presque toutes ont pu parler de l'accouchement avec des amies ou des proches (cousines, sœurs, belles-sœurs) ; les propos recueillis ne concordent pas : une en parle comme d'un événement dramatique, pour d'autres c'est une expérience naturelle, qui ne pose pas de problèmes, pour d'autres c'est vraiment enthousiasmant, mais ces propos ne semblent pas avoir une influence décisive. La référence à l'expérience des autres femmes vaut seulement pour pouvoir dire :

« *Si les autres ont eu beaucoup d'enfants, moi aussi je peux en avoir* » (n.37).

« *Je suis comme toutes les autres et toutes accouchent* » (n.15), « *Comme toutes, beaucoup l'ont déjà fait* » (n.21).

Ainsi la peur de l'accouchement apparaît souvent dans leurs réponses mais plutôt pour la nier que pour l'admettre : « *Je n'ai pas peur car elles y sont toutes passées* » (n.15).

En conclusion on pourrait dire que ces femmes se font une idée terrible de l'accouchement ; les seuls mots pour le qualifier sont : « douleur », « peur », « affreux », « insupportable à regarder ». Et pourtant la plupart d'entre elles se sentent capables de l'affronter, bien qu'elles n'aient aucun repère positif, aucune beauté à découvrir, aucune émotion à communiquer. La seule notion à laquelle elles s'agrippent pour surpasser leur peur est son universalité : « Les autres l'ont fait, pourquoi pas moi ? » C'est bien peu si un jour elles devaient vivre réellement un accouchement.

Mais derrière ces raisonnements simplistes, il y a la conviction que l'accouchement n'est pas leur affaire, que c'est une expérience très éloignée, voire impossible.

« *Beaucoup de femmes disent que c'est terrible mais moi je n'en ai pas peur. Pour moi, le plus important est d'avoir un enfant. Ma sœur et ma belle-sœur ont beaucoup souffert mais je crois que je réussirais à tout supporter pour avoir un enfant. Mais bon, au fond, je crois que l'accouchement ne me fait pas peur* ***parce que je sais que je ne peux pas avoir d'enfants*** » (n.40).

« Je sais que je ne peux pas avoir d'enfants »

Au début de mon travail de gynécologue, j'étais étonnée d'entendre presque toutes les femmes qui consultaient pour la première fois pour infertilité débuter par ces mots :

« Je ne peux pas avoir d'enfants. »

« Je n'aurai jamais d'enfants. »

Cette recherche a commencé à progresser quand j'ai pris au sérieux cette affirmation : elle ne peut pas avoir d'enfants, elle ne s'autorise pas à avoir un enfant.

Le désir de la Médecine de « soigner » à tout prix les patients se heurte à un obstacle infranchissable.

Un enfant est interdit, ou impossible, puisqu'il y a ambivalence entre le désir conscient et inconscient.

En réalité, quand on parle avec ces femmes qui viennent demander un enfant, le plus souvent il n'y a pas de symptômes analysables (hystériques, obsessionnels…) ni symbolisables (de nombreux auteurs s'accordent sur le fait qu'il n'y a pas un profil psychologique type de la femme stérile).

Derrière ce besoin de faire des enfants il n'y a pas un symptôme précis, mais quelque chose en lien avec leurs origines. L'histoire du corps qui est présentée au médecin semble ne pas pouvoir se dire.

La régression est plus profonde et chargée d'un instinct de mort. Il y a un vide, un lieu que ces femmes ne peuvent occuper, dans le cours circulaire du temps.

La stérilité résulte souvent des avatars de l'inscription dans un destin de filiation et constitue non seulement une expérience de deuil (ne pas engendrer) mais aussi une négation de la mort (ne pas entrer dans la répétition de l'histoire).

Le nœud central de la stérilité serait ainsi ce problème que j'appellerai « de l'origine ». Ce n'est pas un hasard si on croyait jadis que la stérilité était envoyée par les dieux ou transmise par les aïeux : le problème est celui d'une répétition dans la généalogie ou, si on préfère, d'une impossibilité à s'inscrire dans le cours de l'histoire.

Le psychanalyste Groddeck, ami de Freud, écrivait que les femmes qui détestent leur mère sont stériles : la haine ne permet pas de vivre une continuité, la vengeance entrave la transmission. On sait qu'il est nécessaire d'avoir eu ou d'avoir une image maternelle de référence pour pouvoir faire des enfants. En ce sens il serait bon d'inclure dans l'anamnèse familiale et personnelle des questions du type : « Comment est votre lien avec votre mère ? » – « Quelle est votre place dans la fratrie ? » et enfin « Comment votre mère a-t-elle vécu ses accouchements ? »

Les réponses sont souvent : « *Ma mère m'a dit qu'elle a cru mourir au moment de l'accouchement...* »

« *Ma mère m'a dit que moi, quand je suis née, j'avais souffert, j'étais bleue, un monstre... vous pouvez m'assurer que pour mon bébé ça ne sera pas comme ça ?* »

« *Je n'arrive pas à m'imaginer accoucher comme l'a fait ma mère.* »

Mais je crois qu'il faut aller plus loin : il ne s'agit pas seulement du lien à la mère, mais aussi d'une inscription dans une généalogie qui, à travers le récit familial des ressemblances, à travers « les noms et le destin de leur attribution », constitue le roman familial.

Un élément m'a frappée lorsque j'ai commencé à questionner les patientes sur leur famille et sur leur fratrie : c'est l'existence de frères et sœurs morts en bas âge, ou de fausses-couches ou d'accouchements difficiles pour leur mère.

Une femme, qui désirait un enfant depuis sept ans sans qu'aucune cause organique fût trouvée, est née à la mort de sa sœur aînée, noyée dans la baignoire ; son prénom lui fut donné, comme pour prendre sa place : témoin de la morte, condamnée à un deuil perpétuel.

Une autre (n.113), Anna, fille unique, née après le retour de ses parents d'un camp de concentration, est aménorrhéique. Elle est vouée à croire à cette survie, cette immortalité dont ses parents témoignent et qu'ils ont voulue pour elle, la faisant garante de leur négation de la mort. Elle ne peut alors assumer le risque d'entrer dans l'histoire des générations.

Hortense (n.34), au nom noble, existe à la place d'une tante décédée, dont elle porte le nom.

Une autre encore (n.20) a deux frères jumeaux et a toujours eu le sentiment qu'elle était privée d'un jumeau, ou vivante avec un jumeau mort.

Une autre n'a pas connu son père et a été placée dans un foyer pour enfants abandonnés à l'âge de 3 ans. Lorsqu'elle a vu sa mère pour la première fois, elle ne la connaissait pas, elle n'a pas réussi à reconnaître son visage.

Enceinte « sans y penser » au premier rapport sexuel, elle a avorté volontairement. Maintenant « qu'elle peut », comme elle dit, « se permettre d'avoir un enfant », ses cycles sont perturbés et, depuis quatre ans qu'elle l'espère, l'enfant n'est toujours pas là.

La mère de L. a fait deux fausses-couches spontanées avant sa naissance : L. a toujours imaginé que c'étaient ses frères, et fêtait l'anniversaire de leur naissance hypothétique.

La répétition est là et condamne à faire de la vie le destin d'une mort impossible.

Deuil sans fin, qui évacue la mort et oblige à l'alliance narcissique avec le double dans le miroir, double idéal et mort.

Cette figure du double a été interprétée dans l'axe narcissique de la dépression. Rosolato en particulier parle du double imaginaire comme mécanisme qui permet à l'enfant, confronté à un lien trop étroit avec la mère, de préserver son investissement narcissique.

L'idée de l'enfant mort est aussi une manière de se soustraire aux désirs de mort qui se projettent sur ce double idéal, double imaginaire, représentation du Moi-idéal.

C'est le double qui meurt à la place du sujet : comme une issue pour prendre ses distances dans un rapport spéculaire et mortifère à la mère.

L'avantage de la position narcissique est, en se détournant de la mère, de conduire à une autonomie qui permet l'introjection de celle-ci.

« Le meurtre de l'enfant par la mère devient le contenu du fantasme : ainsi a lieu l'identification désastreuse à la mauvaise mère. » (Rosolato)

La stérilité serait alors le résultat de la fixation à cette position d'identification à la mère morti-fère (porteuse de mort), protection contre l'assimilation progressive à l'enfant mort, qui conduirait à l'autodestruction.

En ce sens, on pourrait tenter un parallèle entre stérilité, aménorrhée et anorexie. Dans l'inconscient, espace et temps se confondent ; ne pas s'inscrire dans l'histoire temporelle revient à ne pas habiter l'espace du corps.

Quelle est alors la demande que les femmes infertiles font aux gynécologues si ce n'est pas un enfant qu'elles demandent ?

Nous pouvons avancer quelques hypothèses :

1- Elles cherchent parfois à réaliser un processus de réparation d'une culpabilité indicible. Cette notion de faute que nous retrouvons inconsciente chez de nombreuses femmes ne vient pas de l'impossibilité d'avoir un enfant, ou du jugement des proches ou de la société, mais elle est en rapport avec le fantasme de l'enfant mort ; en quelque sorte elle le « paye » dans la répétition des échecs, des désillusions qui caractérisent leur parcours médical. De là vient leur volonté de se soumettre à tous les examens, toutes les interventions… qui induisent les frustrations, les répétitions sur le modèle du rapport à la mère. Parfois, « faisant tout ce qui est possible », elles arrivent à déplacer la responsabilité de la maternité impossible sur une cause physique, sur le corps.

2- Les femmes infertiles demandent à la Médecine, et à son discours normatif, d'instituer le symptôme, de garantir que l'on est bien à la recherche d'un enfant, qu'elles le veulent, qu'elles font « tout » pour cela, lorsqu'elles ne peuvent pas assumer comme étant le leur ce désir d'enfant.

Si on ne dévoile pas la dynamique imaginaire qui est en jeu, on ne peut pas conduire le symptôme à une dimension symbolique.

3- Les femmes infertiles demandent à la Médecine d'instituer le corps comme support du Moi quand vacille le Moi-idéal. Mais si la Médecine offre protection à ce corps, source des pulsions mortifères et porteur de mort, elle ne pourra pas répondre au drame de la demande sur la question des origines.

Au cours des consultations il arrive que l'attention des patientes se déplace des problèmes de reproduction à des soucis qui concernent le poids, les cheveux, les seins, l'esthétique… La demande d'enfant masque le besoin d'une reconnaissance du corps comme garant de l'existence du Moi et dans la mesure où la Médecine fait fonctionner, institue cette idée de corps parfait, obéissant, sans limites, elle permet de croire à cette illusion d'un Moi omnipotent, elle fait du corps « le présent d'une illusion narcissique » (Lavie).

4- Ces femmes demandent à la Médecine le pourquoi, la cause, l'origine :

« Ce n'est pas un enfant que je veux, ce que je veux c'est savoir pourquoi (je n'en ai pas) » ; c'est la quête de l'étiologie primaire, de l'origine jusqu'à la première cellule, celle que les patientes demandent à voir au microscope.

Mais dans l'inconscient « étiologie signifie généalogie », « étiologie somatique équivaut à filiation » (Guyotat).

Remonter le temps jusqu'à voir la première cellule, l'origine de la vie et de la mort : voilà, selon moi, ce qu'est le questionnement principal en jeu dans la stérilité.

La stérilité est une tentative de préserver ce Moi-idéal. Elle permet de se dégager de la répétition généalogique qui pour ces patientes a une signification de mort. La stérilité arrête pour toujours cette chaîne, prenant à son compte la mort comme dernier maillon d'une lignée, d'une transmission qui s'éteint.

Il est intéressant de saisir chez ces femmes « stériles » l'idée de généalogie comme objet de croyance et d'en reconnaître l'importance dans la genèse de leur souffrance.

Recherche sans fin d'une première cellule, d'une vie originaire, d'une cause initiale : c'est la question de leurs propres origines, de leur inscription dans le roman familial qui se pose de nouveau avec son pouvoir de représentation idéale et qui organise un espace a-historique.

Rester stérile permet, au prix de la répétition d'une frustration du désir d'enfant, de sauvegarder le Moi narcissique, permet de ne pas s'inscrire dans le flux de l'histoire.

POSTFACE

Références théoriques

Le champ de la recherche

1/ Depuis quelques années se dessine dans le champ des sciences humaines un courant qui étudie les rapports entre la façon dont l'homme se perçoit lui-même en tant qu'être biologique et l'organisation sociale et culturelle à laquelle il appartient, et entre le niveau symbolique de ses conduites et le fonctionnement des structures sociales dans lesquelles il évolue.

En ethnologie (Douglas et Augé), en sociologie (Bourdieu et Jodelet) et psychologie sociale, plusieurs auteurs ont montré que les rapports entre les représentations du corps humain et celles du corps social s'inscrivent dans un réseau de signifiants qui s'expriment concrètement dans les pratiques sociales.

Le corps entre comme élément central dans la symbolique sociale et culturelle, il est l'enjeu d'une philosophie de la vie dans les comportements quotidiens mais aussi il constitue la base de référence dans la construction de l'image de soi (Schilder, Winnicott), des représentations du groupe (Anzieu 1975, Kaes 1976) et, dans le fond, il joue en tant que prototype de toute représentation (Fedida 1977, Sami Ali 1974).

Le corps est dans le même temps « social » et « personnel », présente une face externe et une interne, il est un lieu d'investissement psychologique et culturel ; étudier la représentation du corps nous offre ainsi la possibilité d'étudier l'œuvre du social dans l'individuel.

Dans une autre perspective, l'histoire de la Médecine souligne les liens qui se sont créés entre l'organisation sociale et économique d'une société et l'institution de la Médecine elle-même, ses théories et sa pratique, et aussi, inversement, l'influence réciproque entre les théories médicales et les idéologies dominantes (Foucault 1964, Canguilhem).

Dans l'évolution de la Médecine, on peut trouver les indicateurs d'une société et on peut voir les théories en matière de santé comme résultats soit de connaissances strictement techniques soit d'une idéologie ou d'un projet politique, économique et social ; à titre d'exemple, il suffit de penser à la gestion de l'anormalité par la société à travers la codification de la maladie (comme l'a démontré Foucault pour la psychiatrie-1972).

D'autre part, la Médecine est aussi un système de pratiques et il est possible d'analyser de quelle façon les idées médicales en vigueur déterminent les rapports médecins-malades, les rapports des malades avec leur propre corps, etc.

Le but de ce livre ne concerne pas le problème du fonctionnement de l'institution médicale, de ses normes internes, de ses rapports avec l'organisation générale de la société : il s'agit d'essayer de comprendre le fonctionnement, sous-entendu et plus difficile à saisir, des mentalités sous-jacentes, plus précisément le problème de la représentation du corps et de la maladie.

2/ « Il y a différentes façons pour le corps d'être corps, différentes façons pour la conscience d'être conscience » (Merleau-Ponty).

L'épistémologie du concept de l'image corporelle montre qu'il y a eu différentes façons de la définir : elle est tout d'abord comprise comme « sentiment de la présence du corps », « schéma corporel », puis « schéma postural », « image spatiale » ; on passe d'une conception statique à l'idée de corps soutien de tout projet dynamique, jusqu'à l'idée du corps comme « structure libidinale » en relation avec le milieu physique et social. La psychanalyse a montré le parcours qui conduit l'enfant, de l'expérience qu'il a à la naissance d'un corps fragmenté, sans image unitaire, à la perception du corps identifié comme sien, corps érogène, sujet de fantasmes et objet de symbolisation.

Mais l'image du corps a aussi une fonction de représentation, elle est métaphore de la réalité sociale et biologique.

La question de base de ce travail est alors le passage du corps « biologique » au corps « psychologique » : comment enfin le corps, structure biologique, le corps tributaire de la vie affective et imaginaire, le corps socialement et culturellement déterminé, intervient dans l'élaboration de l'expérience organique (événement physiologique comme les règles ou la grossesse, ou pathologique comme la douleur ou la maladie) et, inversement, comment une expérience somatique influence la construction de l'image du corps.

Le sens commun et le discours scientifique considèrent l'apprentissage du corps biologique et l'expérience de la corporéité comme des modalités de connaissance opposées : la première aurait un caractère objectif, scientifique et la seconde un caractère subjectif et illusoire.

Je retiens au contraire que ces deux modalités de connaissance s'articulent entre elles en relation au corps culturellement institué.

3/ Voici quelles sont alors les questions principales de ce travail :

a) comment l'expérience primaire du corps, la conscience du corps peut fonctionner de pair avec la connaissance que l'on peut avoir de ce dernier et quelles seraient les formes de cette conscience.

b) quels sont les éléments symboliques et imaginaires qui interviennent dans l'élaboration d'une expérience somatique, dans la façon dont on se figure l'apparence extérieure du corps et dans l'idée que l'on se fait de l'intérieur du corps.

c) enfin, puisque le corps est toujours « parlé », écouté et reconstruit en images par rapport à des références culturelles précises, on cherchera à voir comment la Médecine – les informations médicales, les examens cliniques, les traitements reçus par les patients – peuvent influencer la représentation qu'ils ont de leur corps.

Cette recherche nous porte au croisement de deux trajectoires, celle de la Médecine et celle de la femme, au croisement de deux discours qui, l'un et l'autre, véhiculent une représentation du corps, et nous essaierons alors de comprendre quelle image du corps en résulte.

En ce sens la stérilité m'a semblé un exemple privilégié.

4/ Le champ de l'analyse s'ouvre ainsi à l'interprétation des conduites sociales et des représentations qui les sous-tendent. En ce sens la notion de « représentation sociale » telle qu'elle a été proposée dans la définition de Moscovici a été particulièrement utile :

« Les représentations sociales constituent les éléments essentiels dans un système de classification du monde et des objets, des voies de passage entre la perception d'une réalité et celle d'une autre » (1972).

En fait, cette notion, dans sa double filiation à la sociologie des formes symboliques et des productions mentales collectives (Durkheim, Mauss, Duby) d'une part, et à la psychophysiologie de la connaissance (Piaget) d'autre part, a ouvert de nouvelles perspectives dans de nombreux champs scientifiques, dont toutes les implications ne sont pas encore développées : on pense à l'anthropologie (Auger), à l'histoire (Le Goff), et à la sociologie (Bourdieu).

Définie par Heidegger comme « point de jonction entre une tentative particulière de dire la vérité du monde et son image », la notion de représentation, avec l'apport de la linguistique du concept de signifiant, passe du « sens » (champ pictural ou philosophique), à celui des sciences sociales (De Saussure, Hiemslev).

La représentation naît du spectacle (« la représentation ici supporte en effet deux positions de chaque côté de la barre de la représentation ; l'une qui fait de la scène un représentant de l'imaginaire et l'autre qui fait du lieu ainsi présenté, le re-présenté d'une scène virtuelle… il vaudrait mieux parler d'une remise en présentation ») (Ostrowetsky).

Ainsi, « la structure de chaque représentation nous apparaît dédoublée ; elle a deux faces aussi peu dissociables que le sont le recto et le verso d'une feuille de papier : la face figurative et la face symbolique. Nous écrivons que : représentation est figure/signification entendant par là qu'elle fait correspondre à toute figure un sens et à tout sens une figure » (Moscovici 1961).

5/ Toute culture produit des modèles latents qui structurent la vision qu'ont du monde les individus, et organisent leurs conduites. Nés dans un imaginaire culturel et social, modelés par les traditions des savoirs, ils sont à l'œuvre dans les pratiques quotidiennes.

Mais la représentation est sociale, non seulement parce que l'agent qui la produit est un sujet social, mais aussi parce qu'elle a une fonction sociale : « La représentation contribue exclusivement aux processus de formation de conduites et d'orientation des communications sociales » (Moscovici 1961).

« Ce qui nous dirige, ce ne sont pas les idées qui occupent présentement notre attention; ce sont les résidus laissés par notre vie antérieure; ce sont les habitudes contractées, les préjugés, les tendances qui nous meuvent sans que nous nous en rendions compte. » Cette affirmation de Durkheim met clairement l'accent sur l'existence de déterminants sociaux des croyances et des comportements sociaux et individuels, et insiste sur la logique des comportements en fonction d'une vision du monde sans laquelle on ne pourrait penser ou agir.

Dans un certain sens, nous retrouvons ici la question des rapports entre représentations sociales et idéologies, mais aussi l'idée qu'une représentation sociale doit être considérée comme produit d'une culture et d'une société. Et c'est en ce sens que cette notion est utilisée dans ce travail.

6/ D'après les études sur les processus de formation de représentation, il paraît évident que « la représentation produite devient système d'accueil, de référence à partir duquel s'opère le travail de transformation, d'intégration, d'appropriation d'éléments informatifs nouveaux ou différents » (Jodelet 1984).

Le choix de l'objet d'études revêt donc une importance cruciale pour mettre en lumière les propriétés et le fonctionnement des systèmes de représentation; ce qui justifie l'étude de la représentation du corps (elle fonctionne en fait toujours comme prototype de toutes représentations, car l'espace du corps engendre tous les autres espaces). Il s'agira donc d'un objet de recherche complexe, le corps, ou mieux de l'élaboration que les individus font de leur expérience corporelle personnelle, sous la pression des modèles et des catégories qu'ils empruntent à leur culture de groupe et des événements survenus dans leur vie.

J'ai choisi les femmes infertiles parce que dans la problématique de l'infertilité il n'y a pas de souffrances physiques spécifiques et que toute douleur aiguë qui exigerait une prise en charge immédiate est exclue. Les représentations du corps des femmes se constituent alors sans obligation d'adaptation à des traitements immédiatement codifiés ou à des interventions chirurgicales irrévocables. La Médecine, dans le cas de la stérilité, n'est pas confrontée à l'urgence d'une pathologie, ne doit pas intervenir ponctuellement, mais s'inscrit comme un discours qui explique et interprète.

Tenter d'analyser les représentations du corps médiatisées par la Médecine, c'est essayer de saisir les modèles latents qui structurent la « vision du monde » des patientes et guident leur comportement. En établissant un rapport entre la représentation personnelle du corps et celle qu'en fait la Médecine, il sera possible de saisir les modèles latents communs à leurs représentations qui permettent aux médecins et aux malades de se parler.

Ainsi on peut avancer l'hypothèse que la nécessité pour les femmes de s'adapter à un système de lecture différent (celui de la Médecine donc) impliquera des changements dans leurs propres représentations, mais en même temps devra correspondre, au moins partiellement, à leurs représentations, à leurs besoins sous-jacents.

On peut avancer que les représentations du corps que les patientes produisent sont pour elles des éléments de réponse à ce conflit et sont, en partie, le résultat d'un processus de réduction de « dissonance cognitive » (Festinger).

Mais elles n'auraient pas recours à la Médecine si, dans le fond, elles ne faisaient pas partie du même champ de représentation.

Cette hypothèse s'inscrit directement dans une problématique de sociologie de la connaissance : les représentations sociales du corps humain et du corps social font partie d'un même champ de représentations (Moscovici 1976).

« L'histoire des idées offre des exemples qui montrent que l'homme semble difficilement concevoir l'organisation du monde social et physique qui l'entoure, sans faire référence à ses conceptions sur le corps et, à l'inverse, c'est difficile de concevoir l'organisation et la dynamique interne du corps humain en dehors des conceptions et des perceptions de la réalité sociale et physique dans laquelle il s'inscrit » (Marcovitch 1982).

Plus précisément, c'est en rapport avec la Médecine que l'on cherchera à étudier les représentations du corps, soit en raison du lien direct que la Médecine établit entre le social et l'individuel, soit en raison du statut particulier que notre culture lui assigne, en tant que discours officiellement institué et reconnu sur le corps.

Étudier les rapports entre deux représentations c'est en ce sens se donner la possibilité d'une double entrée sur l'univers idéologique et cognitif des femmes, sur leur appréhension du monde qui les entoure et les répercussions dans la pratique.

À travers les représentations du corps des femmes et celles médiatisées par la Médecine nous tenterons de voir comment les racines de chacune d'elles s'inscrivent dans le domaine de l'autre.

Questions théoriques

1/ Ce travail, comme nous l'avons vu, se situe au croisement de deux discours, de deux trajectoires : celle des femmes et celle de la Médecine. Toutes deux ont un point d'origine, un point de rencontre : la représentation du corps.

À une première analyse la pensée des femmes et celle des médecins se polarisent autour de deux thèmes que l'on pourrait définir comme « Illusion » et « Science ». Les femmes, ainsi que la Médecine, considèrent l'expérience de leur corps précisément comme illusoire, négative, stérile, alors que les connaissances scientifiques médicales sont retenues comme vraies, objectives et absolues.

À ces deux pôles (l'« Illusion » et la « Science ») peut s'ajouter un troisième, le « Discours médical » comme discours social qui détient la Norme, un pur « Savoir » omnipotent.

Ces trois thèmes peuvent être rangés par exemple selon le degré de certitude, du moins au plus certain, de l'illusion du corps-vécu au corps scientifique et objectif décrit par la Médecine, ou encore peuvent être rangés selon un schéma dynamique où de l'illusion jaillit directement la Médecine (par l'intermédiaire d'une croyance en la Médecine comme réponse à tout besoin) et de ce tandem résulte la connaissance scientifique, le Savoir.

Théoriquement, l'étude pourrait procéder à partir d'un quelconque de ces trois éléments. D'un point de vue pratique, il m'a semblé que le premier thème, « l'Illusion », avait une telle fonction qu'il devait être la base de départ pour comprendre la valeur et le sens que l'on attribue aux connaissances scientifiques. Ensuite les autres thèmes s'organisent et fonctionnent à partir de cette base.

2/ L'opposition entre pensée scientifique et non-scientifique, communément admise, est renforcée par l'expérience usuelle qui oppose « l'observé » de la connaissance sensible à « l'expérimenté », produit d'une construction en rupture avec les données immédiates de la perception.

Cette opposition est reprise en termes épistémologiques avec la notion de « coupure » entre modes de connaissance, la notion de rupture, de mutation de l'esprit nécessaire pour dépasser l'obstacle de la connaissance immédiate. Dans cette dualité, le problème de déterminer la spécificité de ces modes de connaissance et de leur articulation est reconduit de manière irréductible à l'une ou à l'autre forme d'opposition, à un écart net entre formes de connaissances. Cette opposition constitue le noyau conceptuel de nombreuses recherches dont l'objet est l'étude des divers rapports d'objectivation et des modes de connaissance qu'ils instituent. On présuppose que, en dehors du champ délimité par la connaissance scientifique, la connaissance est inférieure, seconde, amoindrie.

Et on voit que tout le parcours des femmes à l'intérieur de la Médecine vise la « vérité scientifique » de leur maladie et de leur corps et cette démarche leur permet de dresser un rempart contre l'illusion du corps perçu subjectivement, qui est l'obstacle, le contraire de la vérité, l'erreur par excellence. Puisque les femmes vont chez le médecin autant *pour* trouver quelque chose, que pour lutter *contre* l'erreur, il faut considérer que ce recours à la Médecine est un moyen de connaître la vérité et en même temps de combattre l'erreur, une façon de poser le problème et de le résoudre.

La consultation médicale devient ainsi un lieu d'un questionnement continuellement renouvelé (il n'y a jamais la réponse que l'on cherche), et d'une solution toujours à trouver.

Mais au lieu de la solution attendue, la Médecine, bien qu'offrant des choses extraordinaires, n'apporte jamais le bonheur espéré. Et pourtant les femmes expriment rarement leur mépris ou leur désillusion à l'encontre des médecins. Elles doivent continuer à espérer parce qu'elles ne peuvent pas se permettre de discuter les bases de la Science. Tout au plus, certains individus, certains médecins seront accusés de ne pas être assez compétents ; la Science, elle, est toujours sauve malgré les défauts de ses adeptes.

S'il n'est pas possible de mépriser la Médecine, le résultat est une accusation de soi-même (de n'avoir pas « *tout* » fait, de ne pas « *y croire* » assez, etc.). Les deux temps : celui du mépris et celui d'une correction possible sont marqués par un passage moral. La correction de leurs attitudes garantit que la vérité est toujours de l'autre côté.

La Médecine de son côté s'offre comme une forme achevée, comme l'aboutissement naturel de l'évolution de la connaissance du corps, et non comme la manifestation d'une modalité de connaissance. C'est parce que seule une relation de tout ou rien sanctionne l'accès à la (soi-disante) scientificité, donc à la connaissance, qu'en dehors de la connaissance (scientifique), il n'y a que l'erreur.

De la certitude absolue à l'ignorance absolue.

3/ D'un autre côté, on peut objecter que la vérité scientifique est celle qui est « reconnue » vraie à un certain moment historique, par une certaine communauté scientifique. En somme, le problème de la validation d'une connaissance, de sa légitimation, conditionne et détermine la vérité. Le problème de la vérité scientifique masque celui de la légitimation : le scientifique n'existe pas en dehors de la communauté scientifique. (Bachelard 1949, Bonicalzi 1982).

Ainsi l'opposition à laquelle on se référait entre connaissance scientifique et non scientifique occulte la suprématie du savoir scientifique qui, en se définissant comme référant ultime du rapport d'objectivation, cache les critères dont il dérive et ceux qu'il fonde.

« Ainsi on rejette hors de la science tout ce qui n'est pas conforme à la norme instituée : la médecine occulte le procès de légitimation du procès de production de ses modalités de connaissance » (Schiele). En ce sens, la Médecine exclut toute la problématique des comportements sociaux et de ses effets, ainsi que tout facteur subjectif. Tout en jetant un interdit sur la genèse de sa production, elle relègue la pensée non scientifique (des patientes, par exemple) au rang de non-savoir, à un résidu dont on souhaite la disparition ; elle fait de la coupure épistémologique une règle morale plus qu'une règle opérationnelle.

Mais la Science ne fonde pas la connaissance, elle en actualise une modalité. La coupure entre pensée scientifique et non scientifique n'est pas ce qui explique mais ce qui doit être expliqué.

4/ Ainsi la notion d'obstacle épistémologique isole plus qu'il ne résout le problème de la genèse, des transformations et de l'articulation des savoirs entre eux. Bachelard dit « c'est dans l'acte même de connaître intimement qu'apparaissent, par une sorte de nécessité fonctionnelle, des lenteurs et des troubles ». D'où la difficulté du « saut » nécessaire pour accéder à la connaissance scientifique ; il y aurait presque des “résistances” au savoir scientifique. (Bachelard 1967)

Il a été dit que les représentations naturelles « conduisent à des démarches et à des conclusions souvent incompatibles avec celles de la science » (Closset). En ce sens on se sert souvent de l'« erreur » comme indicateur du savoir commun. Même si certains auteurs préfèrent les notions de « alternate frameworks » et de « prior knowledge » à la notion de « misconceptions », ils considèrent de toute façon que la connaissance primaire, même si elle peut conduire à une réponse correcte, n'est presque jamais conforme au savoir scientifique. (Dans ces études on se réfère à « l'erreur commune et normale » comme indicateur du savoir commun et non à l'erreur « distraction de l'esprit fatigué » selon la distinction de Bachelard.)

D'autre part on peut objecter que la confutation de l'erreur est la méthode propre à la Science (Popper). La coupure épistémologique (pour Bachelard, Kuhn) est une résultante et non une donnée de fait. Elle n'institue pas la connaissance, mais témoigne d'une structuration.

Ainsi l'obstacle, puisqu'il révèle l'erreur, est l'indice d'une démarche effectuée par le sujet.

« Dans le parcours scientifique l'univers n'est pas connu avant, il se révèle par confutation des erreurs. » (Popper).

De là, l'origine de l'adjectif épistémologique (et non « réel ») pour qualifier le terme de « coupure », entre les modalités de connaissances. Pour la Médecine seulement, cette coupure sanctionne, de droit, une distance absolue et « réelle » entre savoir scientifique et non scientifique. (Le problème réapparaît en terme moral : ce n'est pas par hasard si aujourd'hui, en Médecine, on parle d'éthique, de morale, jamais d'épistémologie, de philosophie de la science.)

Bachelard souligne que le scientifique est un produit d'école. On peut aussi aller plus loin avec l'affirmation que, en fait, malgré l'enseignement d'une matière, la connaissance commune reste souvent dominante (le cas du médecin dans la situation de « malade », en est un exemple connu).

Ainsi poser les questions de la persistance et de la coexistence possible de la pensée scientifique et non scientifique revient à « soulever celles des relations entre les objets constitués et celles des relations entre les rapports d'objectivation » (Schiele). Il s'agit d'articuler la Science avec d'autres corps de savoirs, plus ou moins qualifiés de « connaissance vulgaire » ou « visions du monde » avec lesquelles elle est toujours et de toute façon associée et souvent imbriquée : il faut reconnaître que les idéologies, les mythes, la magie, etc., sont à l'œuvre également dans la Science. Nous retrouvons ici l'« anything goes » de Feyerabend.

La question théorique centrale de ce travail est donc la possibilité de considérer la pensée scientifique et la pensée non scientifique par un unique point de vue rationnel, et de montrer quand et comment elles peuvent s'impliquer réciproquement et quelles sont les représentations qui les constituent et que celles-ci à leur tour constituent, formulant l'idée que la science médicale est le résultat de re-structurations successives comme le savoir courant est le résultat de re-élaborations successives.

5/ Le savoir commun, dans cette perspective, n'est pas en opposition à la Science, mais répond à d'autres exigences.

L'erreur sert souvent à répondre à des problèmes posés par l'expérience vécue.

Il n'y a donc pas une « correspondance étroite » entre le savoir de la Science et le savoir commun. Les concepts du premier ont été construits dans le cadre d'un mode de connaissance scientifique cohérent (le « paradigme » de Kuhn) alors que le savoir commun est construit par « blocs » de connaissances, de « notions », selon un ordre qui attribue aux concepts des propriétés différentes de celles de la Science.

Le terme « notion » (utilisé par J.-C. Closet pour désigner cette unité du savoir commun) n'a pas le même sens, n'entre pas dans le même réseau de significations pour le patient et pour le médecin. Le savoir naturel n'est pas pour autant, comme il a été affirmé, un « savoir en miettes » sans structure, « bribes sans ordre », « un ensemble structuré qui offre une densité, une compacité au détriment d'une structuration logique » (Moles). Simplement, le savoir naturel répond à une autre logique. En ce sens, même le processus de diffusion des connaissances scientifiques ne conduit pas, comme il a été suggéré dans certaines études, à un savoir constitué de juxtapositions de notions arrachées à des discours cohérents, à un savoir amoindri ayant perdu un principe interprétateur (Roqueplo). Toute information, par contre, même si elle est décontextualisée, l'est toujours dans le but d'être ré-intégrée dans un univers cohérent, doté de sens, selon des lois précises. En outre, il faudrait considérer qu'il y a une différence non seulement entre savoir scientifique et information, mais aussi entre sélection des informations et assimilation de la part du sujet (Bourdieu). Toutes les informations véhiculent des valeurs associées qui règlent leurs transmissions (Piaget 1965) et leurs transformations en représentation mentale. « Tout représentant est une représentation de quelqu'un. Autrement dit, c'est une forme de connaissance par le truchement de laquelle celui qui connaît se replace dans ce qu'il connaît » (Moscovici 1961).

Sans entrer dans l'analyse du processus d'apprentissage, il suffit de rappeler, par exemple, comment les éléments les plus concrets, tangibles et faciles à imiter, sont ceux qui seront retenus plus rapidement. Il est vrai, finalement, que « le mécanisme habituel de l'apprentissage consiste à replacer l'acquis récent dans un cadre de références qui est donné par les connaissances antérieures » (Moscovici 1961).

Il existe aussi d'autres variables, par exemple les caractéristiques sociales (rôle, statut, etc.) de la source d'information, et celles du receveur. Parfois, l'univers d'où émanent les informations ne correspond en rien ou très peu à celui du récepteur qui se trouve contraint de coordonner des fragments qui étaient déjà fortement intériorisés, avec des mondes qu'il ne contrôle qu'en partie (Schiele).

En plus, la « pression à l'inférence » (Moscovici 1961) oblige les interlocuteurs à faire une économie de moyens, à puiser seulement dans des connaissances qui peuvent faire progresser rapidement la relation avec l'informateur (on pense à la relation médecin-malade par exemple).

En conclusion, on ne peut pas considérer le savoir commun comme savoir « déchu », ou le réduire au résultat de la vulgarisation du savoir scientifique, même si dans notre société cette vulgarisation réussit à influencer amplement le sens commun. Maintenant, sans chercher à analyser les caractéristiques de la pensée « sauvage » – l'emploi de catégories, l'emploi de l'épithète, la nécessité de schémas de classification bipolaire, le principe de compensation ou de non contradiction (Lévi-Strauss 1962) – on veut souligner que la décontextualisation du savoir non scientifique est en réalité une restructuration. Ce savoir non scientifique est réorganisé par une signification donnée : c'est une reconstruction en « représentation sociale », c'est-à-dire en une forme particulière de connaissance qui « structure » les éléments simples du savoir en un ensemble de notions et pratiques de comportement.

6/ Dans cette perspective, les études sur la persistance des savoirs populaires semblent pourtant maintenir, selon moi, l'opposition entre savoir scientifique et non scientifique, et laissent croire à l'existence d'un savoir originaire « sauvage », « naturel » en opposition à l'autre, construit, scientifique et logique : il serait possible de retrouver les vestiges de ce savoir « naturel » dans les coins les plus éloignés du monde, ou dans les couches les plus populaires de la société ou dans les campagnes les plus pauvres (Favret-Saada). Mais une telle perspective est illusoire parce qu'elle fait coïncider la pensée scientifique et non scientifique avec une classe sociale cultivée ou non.

De fait, ces études ont été réalisées auprès de populations arriérées, chez qui l'existence d'une fracture entre le savoir commun et le savoir dominant est encore possible. Mais il ne faut pas oublier que les convictions populaires qui nous semblent loin du savoir actuel (par exemple en matière de santé et d'hygiène) étaient parfaitement en adéquation avec les critères de la médecine à l'œuvre à leur époque (Loux-Boltanski). Ce ne serait que le ralentissement dans la diffusion des connaissances qui expliquerait ce décalage qui masque une différence sociale (Boltanski).

Affirmer que, dans le passage du discours médical à celui des patients, il y a une décontextualisation des notions est exact, à condition de bien noter que ce processus obéit à d'autres principes intégrateurs, qu'il a une cohérence propre, en bref qu'il s'agit d'une reconstruction. Il est vrai pourtant que cette élaboration n'est pas indépendante des représentations que sous-entend le discours médical lui-même, car tout discours, même « scientifique », est formé d'éléments différents et de savoirs illégitimes.

« S'approprier un savoir, c'est assimiler les règles qui constituent les objets qu'il désigne » (Foucault 1969).

Ainsi nous verrons que la constitution de la représentation du corps, chez les femmes interrogées, répondra aux règles de fonctionnement des représentations que la Médecine a du corps, très profondément, plus qu'à l'adoption de notions médicales dans leur exacte définition.

En conclusion, nous ne considérerons pas le discours médical comme savoir scientifique codifié et destiné à une progression continue (par accumulation de connaissances) et le discours des patientes comme une « connaissance secondaire ». Au contraire, nous chercherons à montrer que les modèles, les représentations sociales orientent et déterminent en même temps et l'un et l'autre.

7/ Il faut encore ajouter deux observations : ce travail ne concerne pas le contenu même de la Médecine, sinon pour montrer comment ce contenu s'organise selon une certaine structure, selon des lignes directrices qui ne sont pas exclusivement celles de la Science, mais de la représentation qu'on en a. On peut se poser le problème de savoir si cette représentation est inhérente à la conception médicale ou si elle est subjective. Je pense qu'il s'agit d'une structure propre au discours médical, sous-jacente à la Médecine mais qui l'ordonne (Foucault 1971).

« Aucune structure n'est totalement étrange et gratuite » (Derrida) et si certaines représentations deviennent si importantes qu'elles sont vulgarisées, c'est grâce à leur structure aussi bien qu'à leur contenu.

Il n'y aurait pas de parole, pas de communication entre médecins et malades s'il n'y avait pas de représentations communes.

Un autre principe méthodologique que cette recherche a respecté est celui d'ignorer tout ce qui se réfère au processus de l'inconscient humain, même dans l'analyse des propos des patientes. Je crois en effet qu'un interrogatoire guidé sur la base d'un questionnaire pré-établi ne garantit pas le cadre d'une interprétation psychanalytique, qui serait alors « sauvage » et gratuite ; de plus, rien ne nous autorise à inférer sur le processus et sur les dynamiques de l'inconscient, qui sont pourtant à l'œuvre et qui parfois seraient même faciles à deviner. Du fait qu'elles ne sont pas verbalisées, elles n'entrent pas dans le domaine du matériel analysé.

Au contraire, nous resterons fidèles au discours en tant que tel, aux paroles dites par les femmes. Nous suivrons le principe que la forme et le langage ne sont en rien étrangers à la pensée que transmet un discours (Greimas). Forme et contenu, message et véhicule ne sont séparés que par un effet de vocabulaire : le discours représente une modalité de l'imaginaire structuré.

Qu'est-ce que le corps ?

À première vue une réflexion sur le corps pourrait sembler inutile : la vie « nous l'impose dans le quotidien », du corps « on ne peut se passer ».

Mais cette expérience n'est pas univoque. Reconnaître la puissance du corps, en découvrir la faiblesse, se servir du corps comme un outil ou le choyer comme un enfant malade, le lancer dans la course ou découvrir les cicatrices que le temps lui a laissées : corps-tombeau (Soma-Sema disaient les Pythagoriciens), ou corps source de jouissance, miroir, moyen (et fin ?) de libération : pour chacun l'expérience du corps sera différente.

D'autre part le corps est devenu un sujet d'intérêt croissant dans notre culture : non seulement, le corps est toujours plus présent dans notre vie quotidienne (dans les journaux, au cinéma, dans la publicité, jusqu'aux expériences des groupes d'expression, de training autogène, de yoga, et d'ascèse corporelle) mais on est à la recherche de la « conscience du corps propre » (Merleau-Ponty).

Depuis Freud, avec les développements de la psychanalyse, est proposé le corps sexué ; Reich exprime dans sa théorie orgastique du corps la revendication d'une révolution sexuelle et, en même temps, politique; Marcuse parle de « désublimation répressive » indiquant par là que la société, obligeant l'individu à sublimer sa sexualité pour la contrôler, affirme son pouvoir et son empreinte répressive sur lui.

Mais avant la sexualité, c'est le corps lui-même qui pose question.

L'ethnologie étudie les techniques du corps dans les sociétés dites primitives, la psychologie analyse la conscience que l'on a de son corps et sa formation chez l'enfant (Piaget, Wallon), la psychomotricité élabore les théories de l'apprentissage moteur, la sociologie, de Mauss à Bourdieu et Boltanski, voit dans le corps l'expression du social, la linguistique analyse le langage corporel, comme la mimique et les gestes (Jousse, Leroi-Gourhan).

Plus récemment, les neurosciences ont commencé à s'intéresser à la conscience et à se demander comment le cerveau fabrique un sens constant d'être soi, et l'on a retrouvé que la conscience du corps est le premier degré du soi (Blakemore).

Et, encore, la maladie nous amène à nous interroger et à remettre en discussion, dans la mesure où elle introduit une « altération », ce qui nous appartient le plus, notre corps. Mais ici nous ne sommes pas seuls : la Médecine intervient, le prend en charge; le malade est hospitalisé et le corps examiné, soigné, opéré.

Qu'en est-il alors du rapport au corps ?

Une approche simpliste qui éviterait d'enquêter sur ce qu'est le corps en réalité dirait peut-être que le médecin ne s'intéresse qu'au corps négligeant la globalité de la personne et pourrait bien le définir comme « inhumain » ; mais ainsi on élude la question de qui est le sujet du corps et de ce qu'est le corps.

L'hypothèse de ce travail est que non seulement la façon de concevoir le corps détermine la façon de vivre la maladie, les soins, les thérapies, le soi-disant rapport médecin-malade, etc. mais encore que, dans la culture contemporaine, c'est la Médecine, en tant que discours organisé et officialisé, qui gère le rapport au corps.

Quelques brèves réflexions sur les discours sur le corps dans le champ neurophysiologique, phénoménologique, psychanalytique, peuvent servir pour remettre en discussion le premier postulat de la Médecine : que le corps soit « naturel », affirmation qui correspond peut-être à un autre « vœu » : que le corps soit « mien ». Mais le corps, plutôt que possession, réalité fermée, citadelle à conquérir (ou forteresse à défendre), est essentiellement communication, ouverture et rapport social dans le double sens d'être influencé par la société et d'être dans la société, il est « interne », et « externe » : dans une dynamique qui le constitue dans l'échange symbolique « corps de l'Autre » (Lacan).

La perception de son propre corps

Le problème de ce qu'est la conscience du corps a été initialement étudié par la physiologie qui, au début du XIXe siècle, le posait en ces termes :

« si l'organisme vivant connaît le monde extérieur par des sensations provoquées dans les organes des sens par des stimuli externes, quelle est la fonction sensorielle qui permet à chacun de connaître son propre organisme ? »

Pour y répondre, le physiologiste Reil créa le concept de « coenesthésie », « fonction symétrique de la sensorialité externe, assurant la réception globale de toutes les sensations internes de nos viscères, de notre circulation, de nos articulations, etc. ». Ce concept déjà utilisé en 1884 par Peisse était toutefois vague et imprécis parce qu'il englobait, en fait, des types différents de sensibilité (de celle « intéroceptive » de Sherrington, propre aux viscères, à celle proprioceptive provenant des muscles) et ne pouvait pas rendre compte de leurs associations. La « coenesthésie » se présentait presque comme une simple spécialisation de la conscience, telle que l'introspection pourrait la définir : c'était comme expliquer la conscience par la conscience, la cause par les effets.

Le concept eut du succès, mais il fallait rechercher au-delà de la conscience une structure qui organise la représentation du corps ;

il a été formulé ainsi l'idée de « schéma corporel » proposé par Bonnier en 1905 comme explication aux cas de « aschématie » (avec ce terme il indiquait l'altération du « schéma » c'est-à-dire de la figuration topographique du corps que chacun posséderait en soi, se rattachant ainsi à Head). L'idée de schéma est ainsi passée de conscience de soi à fondement de la possibilité du mouvement : elle postule, plus que la permanence de la fonction, la permanence de la représentation (Angelergues).

Un approfondissement de l'idée de schéma corporel sera porté par les réflexions sur le « membre fantôme » (c'est-à-dire la sensation de sentir encore existant un membre qui a été amputé) ; cette sensation imaginaire ne disparaît pas même sous anesthésie de cocaïne, ni après résection des nerfs périphériques. D'autre part elle se présente avec les connotations psychiques de l'expérience du sujet, lequel « sentira » le membre absent selon ses souvenirs, ses émotions, son histoire (Tournay-Lhermitte).

Pour expliquer ce phénomène, il faut qu'il existe un terrain commun aux composantes physiologiques et psychologiques.

Pour Pick (1908) il s'agit d'un « schéma » mental, une sorte de carte topographique de notre corps formée par l'association des sensations cutanées et des sensations visuelles correspondantes.

Head ajoutera les aspects perceptifs et moteurs aux aspects visuels et parlera de « schéma postural ». L'image corporelle, qu'elle soit visuelle ou motrice, viendrait se mettre en relation, se mesurer à ce qui s'est produit avant, serait confrontée à une sorte de « standard mental », le « schéma » justement, sur lequel tous les changements de position seraient étalonnés avant d'entrer dans la conscience.

Ce schéma plastique permet d'avoir soit une connaissance immédiate de la position, du mouvement, soit de prolonger cette conscience au-delà des limites de notre corps ; un « pouvoir de localisation qui peut s'étendre chez une femme jusqu'à la plume de son chapeau » (Schilder) ; et c'est ce qui nous permet de conduire une voiture, de jouer du piano ou de manger avec une cuillère sans devoir la fixer.

Ce schéma fondait donc, dans un même processus, la valeur spatiale de toutes les sensations et le sentiment de la présence du corps.

Une contribution ultérieure fondamentale sera donnée par Schilder qui fait référence à la Gestalt-théorie. « Le modèle postural du corps n'est plus seulement envisagé sous son aspect perceptif, mais comme une structure indissolublement perceptive et active » : c'est donc une forme, une structure, une Gestalt enrichie sans cesse par l'expérience ; en fait la perception n'existe pas sans action, ajoutait Schilder. Aujourd'hui on a montré que simplement en regardant le mouvement d'un membre réfléchi dans un miroir (que ce soit son bras sain ou celui de l'expérimentateur) les amputés ont la sensation du mouvement et la perception que le membre fantôme bouge. (Ramachandran, Blakeslee).

Mais l'image du corps est aussi en rapport avec celle des autres.

« La perception que nous avons du corps de l'autre et des émotions qu'il exprime est aussi primaire que la perception que nous avons de notre propre corps et de nos émotions qu'il exprime » (Schilder). Ainsi, il y a une base physiologique de l'image du corps, mais « sa structure est libidinale » (Gantheret, 1961).

Les progrès des neurosciences ont permis aujourd'hui la découverte de l'existence des « neurones-miroir » qui miment l'expérience des autres. Voir quelqu'un souffrant stimule les neurones de la perception douloureuse dans notre cerveau. Même, voir quelqu'un touché peut activer les neurones-miroir, (Blakemore) et donner la sensation d'être soi-même, touché. Regarder l'état de quelqu'un active automatiquement la représentation de cet état et entretien les mêmes réponses somatiques (Preston et Weels).

On est passé ainsi d'un modèle postural, déjà très flexible, à une structure en « perpétuelle autoconstruction et autodestruction » (Schilder), dans un processus continuel de différenciation et d'intégration de toutes les expériences.

Mais on pourrait dire que l'image du corps, pour Schilder, reste clivée entre une structure neurologique et l'image, proposée par la psychanalyse, du corps érogène, source des pulsions, source de désir et lieu de rêve. Schilder n'a pas réussi à harmoniser les deux discours ; le nom même « image du corps » est formé de la juxtaposition de deux mots : image, qui renvoie au psychisme, et corps, qui renvoie au somatique.

Le passage serait-il constitué par l'activité symbolique ?

C'est du moins ce que suggère Gantheret (1968) qui, reconsidérant le problème du membre fantôme, note que le phénomène ne se produit pas avant l'âge de 6-7 ans ; il serait donc lié, non pas à la constitution de l'image de soi comme corps indépendant, ce qui est sans doute une conquête de la première ou seconde année de vie, mais bien à la constitution d'une activité symbolique reliée à la fonction du langage. L'expérience subjective montre que le schéma corporel n'est pas équivalent à la physiologie (Gallagher).

Des thèses de Schilder se sont développés deux courants : d'une part, l'approche psychanalytique, et d'autre part le courant psychobiologique qui a mis l'accent sur les rapports de l'organisme avec le milieu environnant, cherchant à dégager le rôle primaire et dynamique des structures perceptives et motrices.

Les psychobiologistes observent que la conscience du corps propre n'est jamais donnée, mais toujours produite par un processus d'élaboration par lequel l'enfant passe de la perception initiale de l'espace postural enraciné, fusionné dans celui de la mère, à sa manipulation au moment où il arrive à se reconnaître dans le miroir comme « je » séparé.

« L'enfant commence par un syncrétisme total où tout est noyé dans sa propre subjectivité. Il se confond avec l'objet ou la cause de ses réactions… sans qu'il sache se distinguer d'autrui. Puis, à mesure que l'unité primitive est rompue, des relations s'établissent qui la maintiennent mais sur un autre plan, celui d'une pluralité objective » (Wallon). La même primauté de l'image d'autrui sur la sienne est remarquable en étudiant le comportement de l'enfant devant son image spéculaire ; c'est seulement dans un second temps qu'il pourra dire « je » en regardant son image réfléchie. (Zazzo).

Mais outre la disproportion entre organisme et environnement, il existe aussi dans le développement de l'être humain une différence entre motricité et perception visuelle, qui a un fondement biologique dans la « prématurité » humaine (la « Neotenia » dont parle Bolk) : à côté d'une perception motrice encore incertaine, non coordonnée, fragmentée, existe une perception visuelle qui au contraire recueille diverses données, anticipe l'objet désiré et contrôle visuellement l'espace.

Lacan démontrera ensuite que l'expérience initiale de l'enfant est celle d'un corps morcelé.

Mais parler de « corps morcelé » ne présuppose pas une conscience unitaire précédente d'un point de vue neurologique ; la psychanalyse se réfère à des fantasmes et des désirs touchant l'imaginaire. Mais sur quoi s'édifie cette formation de l'image de soi ? « les données proprioceptives (comme dit Wallon qui voit le rôle essentiel de la motricité dans le développement de l'enfant) ne peuvent pas suffire à assurer la régulation de la perception et de la praxis » (Gantheret).

Le courant phénoménologique (en particulier Merleau-Ponty et Bergson) a souligné le dynamisme du schéma corporel qui n'est jamais quelque chose « d'existant a priori ». Qu'est-ce qui fait que mon corps se dessine à ma conscience de telle ou telle autre façon, dans ce lieu et à ce moment, retenant un élément acquis et en excluant un autre ?

Merleau-Ponty a proposé que le corps est orienté en vue de tâches précises, actuelles et possibles, ancré dans une situation qui polarise ses actions, il a ses habitudes, il a des projets (mais cette conception ne serait-elle pas une philosophie de la volonté sur la ligne de Kant et du néoplatonisme ?).

« Le schéma corporel est finalement une manière d'exprimer que mon corps est au monde », dit Merleau-Ponty, qui ajoute : « Avoir un corps c'est pour un vivant se joindre à un milieu défini, se confondre avec certains projets et s'y engager continuellement. »

Le corps peut s'ouvrir et s'approprier de l'espace, mais l'espace corporel n'est jamais neutre, il est chargé de valeurs. « Le corps est éminemment un espace expressif. » Non pas un espace parmi les autres mais l'origine de tous les autres.

« Mon corps est le pivot du monde » (Merleau-Ponty).

« Il n'y a pas de limites entre le monde et le corps, qui se nouent en chaque sensation : la chair dont le corps sentant et le corps senti sont comme l'envers et l'endroit. »

Et voilà que le schéma corporel, formulé à l'origine comme intégration des données de l'expérience, devient condition même de l'expérience.

De l'intégration des données sensorielles, le schéma corporel devient une donnée immédiate de la conscience, mieux : la condition même pour la conscience de soi.

Dans la perspective psychanalytique la conscience du corps n'est pas l'espace mesurable, mais essentiellement un fantasme produit par l'imaginaire et signifié par le langage. Une « archéologie » du corps est nécessaire pour retrouver au-delà des constructions et élaborations secondaires l'expérience primaire de l'inconscient.

Au lieu d'expliquer le corps il faudrait « laisser parler le poème du corps ». « C'est dans cette parole que se fait et se défait le corps, qu'il s'exproprie d'un vécu pour s'entendre en échos dans les fragments du rêve » (Fedida).

L'image du corps devient une « mise en images ».

Pour Freud, le corps est formé de zones érogènes, traversé par la libido qui – comme il le dit lui-même dans les « Trois essais sur la théorie de la sexualité » (1905) – s'étend à toute la surface corporelle, ainsi que le révèle la conversion hystérique. Freud élargit par la suite le concept de zone érogène jusqu'aux organes internes et aux fonctions, par exemple la fonction scopique. C'est une libido créatrice qui traverse le corps, des organes internes à la pensée et aux activités humaines.

Le corps est pour Freud « une mosaïque de zones érogènes » (1914) ou mieux, du moment que « la pulsion ne peut être représentée dans l'inconscient autrement que par sa représentation » (1917), il s'agit plutôt de signifiants qui renvoient à d'autres signifiants en une chaîne symbolique qui se fonde dans le langage. Pour Lacan « un signifiant est ce que représente le sujet pour un autre signifiant ».

Pour Lacan, encore, « le corps morcelé » est l'expérience originaire de l'enfant et alors l'image qui peut « l'unifier » est celle fournie par le miroir. Mais un tel passage à la reconnaissance de soi dans l'image reflétée par le miroir n'est possible que si un autre intervient pour nommer le sujet, s'il y a quelqu'un qui lui dit qui il est. Le Moi est l'Autre. Mon corps est essentiellement le « corps de l'Autre ». Face à son image reflétée dans la glace l'enfant se tourne vers celui qui le tient dans ses bras pour recevoir un signe qui authentifie cette image. Et cette personne, ce témoin ne se réduit jamais à une figure intériorisée, mais reste toujours « un autre » avec des désirs et un vouloir propres, un autre sur lequel l'enfant ne cessera jamais de s'interroger. L'image dans le miroir n'est pas son double mais s'inscrit à travers la présence de l'autre, dans une chaîne de désirs qui renvoient perpétuellement à l'Autre. (Lacan)

C'est dire que le sujet est toujours manquant, « barré » ; rien ni personne ne pourrait le satisfaire, justement parce qu'il ne s'agit pas de satisfaction mais de représentation, qui agit non pas en rapport au désir de l'objet mais à son absence. Si, au lieu de la demande, il trouvait une réponse qui se prétendrait satisfaisante, l'individu ne pourrait que disparaître comme sujet désirant.

Le lieu où ce manque est inscrit est le corps.

Mais le problème de l'articulation psycho-biologique est sans doute complexe. Un discours sur le corps (organique) serait-il possible en excluant le discours psychologique ? Et inversement, quelle place la psychanalyse assigne-t-elle au corps ? Nous assistons ainsi à une constante ambivalence. Freud lui-même passera de l'Esquisse encore basée sur des modèles énergétiques à la formulation d'une opposition non plus corps-psyché, mais Eros-Thanatos, pulsion de vie-pulsion de mort.

Groddeck cherchera une solution monistique en réunissant la psycho-somatique comme pulsion, en tant que « Ça » (position ingénue qui renvoie au signifiant de Lacan « nous sommes parlés par l'Inconscient »).

Pour Groddeck, le symptôme est alors une « formation de compromis », c'est le corps qui « se prend à la lettre ». La guérison est une reconstitution de l'organisme entier par son interprétation. « L'homme est vécu par le symbole », au lieu de dire « je vis », il faudrait dire « je suis vécu ».

Mais, observe Lewinter, les attributs du « Ça » comme ceux de la substance sont la pensée et l'étendue, dont la psyché et la physis humaine sont les modifications : le rapport entre le moi et le « Ça » est celui que Spinoza pose entre l'homme et Dieu.

D'autre part, Freud, annexant Groddeck parmi ces « disciples », alors que ce dernier lui demandait d'en être exclu, lui écrivait : « Prérogative de l'inconscient serait une intense influence plastique sur les processus somatiques, qui n'est jamais atteinte par l'acte conscient. » Freud renvoie ainsi à des études successives qu'il ne réalisera qu'en partie, parce qu'il cherchera la manifestation de l'inconscient presque essentiellement dans le mot d'esprit, le lapsus et le rêve.

Un tel projet sera repris aussi par Ferenczi, dans sa tentative d'une « Psychanalyse des états organiques » (1918) et ensuite par Lacan, qui proposera non fortuitement à propos d'un discours sur la Médecine le terme « épistémosomatique ».

L'approche psychologique trahit sa dérivation philosophique dans le problème de réconcilier la « res cogitans » et la « res extensa ».

C'est justement la question de la conscience de soi et du corps qui se pose encore aujourd'hui. Le dualisme cartésien entre esprit et matière revient en termes de relation esprit-cerveau (Eccles, the brain-mind problem), c'est-à-dire qu'on s'interroge sur la manière dont l'esprit et le cerveau interagissent. « Toute théorie de la fonction du cerveau doit proposer un modèle de la conscience », déclare Edelman (1989).

Le problème est que les neurones du cortex, même la partie la plus évoluée du cerveau, avec leurs synapses, ne sont pas fondamentalement différents du reste du cerveau. Si leur activité diffère c'est en raison de la complexité de leurs connexions en réseaux neuronaux – « le métier à tisser » de Sherrington (1940).

Il a été proposé que ce qui marque l'appartenance à une espèce est, d'une part, la surface du cortex et surtout l'importance relative des différentes fonctions qui pour l'homme sont des surfaces dites associatives et, d'autre part, l'explosion des aires dévolues à la production et l'analyse du langage. Quelles que soient les étapes intermédiaires entre les entrées sensorielles et les sorties motrices, elles doivent être liées aux homunculus sensoriels et moteurs :

« Ces homunculus, tout déformés soient-ils, restent caractéristiques de l'espèce, en rapport avec l'homunculus génétique lié au complexe Hox, mais, dans les différents homunculus cérébraux, il y aussi des afférences qui se jouent et les modifient aux cours de leur développement. »

Et donc « les représentations cérébrales sont déformables en rapport avec les stimulations sensorielles. La capacité des neurones de continuer à se former ou se déformer au cours du temps indique l'adaptation de l'individu en rapport constant avec son milieu », comme cela a été bien montré pour les animaux : « … il existe un nombre très grand de représentations homunculaires présentes aux différents niveaux… mais on pourrait dire que ce passage par une représentation géométrique est indispensable à une bonne intégration dans le processus de la pensée » (Prochiantz 1997).

C'est là que réapparaît l'idée du schéma corporel. C'est du moins ce que suggère Searle : « En un certain sens, toutes nos expériences conscientes sont auto-référentielles en tant qu'elles se relient à l'expérience du Moi, Self qui est l'expérience de l'image du corps. »

… « "L'erreur de Descartes", comme la définit Damasio, a été de séparer l'esprit de ce qui est physique, mais cette part de l'esprit que nous appelons le Soi, Self, serait biologiquement parlant fondée sur un ensemble de configurations neuronales non conscientes que nous appelons le corps propre. »

Pour Damasio, le milieu interne et la division viscérale, la division vestibulaire et musculo-squelettique, la division du toucher travaillent en étroite coopération ; son hypothèse est que le sentiment de Soi a un précédent biologique préconscient, le proto-Soi qui est une collection cohérente des configurations qui cartographient l'état actuel interne. Après se forme la conscience-noyau, lorsque les dispositifs de représentation du cerveau engendrent un compte rendu en image non verbal de la relation objet-organisme, c'est-à-dire la manière dont l'organisme est affecté par le traitement de l'objet. Enfin, le Soi central est la représentation de second ordre du proto-Soi en train d'être modifié. Mais il faut encore un résidu qui demeure après bien des changements éphémères du Soi central et Damasio a recours au Soi autobiographique. La conscience a son origine dans les corrélations dynamiques du passé, du présent et de l'image du corps, comme l'avait dit Rosenfield avec Edelmann.

Le problème de la conscience de Soi reste. « Qu'est-ce qui que fait le matin, vous vous réveillez, vous vous levez et vous ne devez pas vous interroger longtemps pour savoir que c'est vous ? » (T. Heatherton). Déjà William James, en 1980, observait que le Self apparaît comme unitaire mais qu'il est constitué de plusieurs aspects : la conscience du corps, les souvenirs, le sentiment d'appartenir à une certaine société ; et il se demandait comment le cerveau produit ces pensées sur soi-même et les enveloppe dans une unique entité, « a single ego ». Aujourd'hui, un nombre croissant de scientifiques s'interroge sur la manière dont le cerveau s'organise pour former et garder le « sense of self », le sentiment de son identité. Il paraît qu'il y a des aires cérébrales qui traitent différemment les informations qui se réfèrent au Soi de celles qui se réfèrent aux autres. En tout cas, la base reste la référence au corps, et la conscience de Soi est, au premier niveau, la conscience du corps (Blakemore).

Mais, pour parler de conscience, il faut avoir un esprit conscient de soi, qui sélectionne les multiples modules de liaison qui se trouvent dans le cerveau en fonction de son attention et de son intérêt, et intègre constamment ce qu'il a choisi de manière à conférer une unité, y compris à la plus éphémère des expériences.

« L'esprit conscient de soi joue un rôle de commandement et d'interprétation à un degré supérieur, mais les événements du cerveau demeurent disparates et ne fournissent pas la moindre explication quant à notre expérience la plus ordinaire du monde perçu comme une entité globale. » (Eccles 1979)

Si pour Changeux, il s'agit d'une intégration de réseaux neuronaux, « l'intégration des neurones de la formation réticulée … forme un système de voies hiérarchiques et parallèles en contact permanent et réciproque avec les autres structures de l'encéphale. Une intégration entre centres se met en place …, du jeu de leurs régulations emboîtées naît la conscience » (Changeux) ; et si, pour Dennett, il n'existe pas de « flux de conscience », pas de « théâtre cartésien où tout se rassemble pour être porté à l'attention de quelque donneur de sens central ... mais des circuits spécialisés, sortes d'équipes parallèles, ... qui jouent des rôles fonctionnels », il faut rappeler que :

« Pour être conscient, il faut être conscient de quelque chose... une sensation... un sentiment... un souvenir... peut-être ne suis-je simplement conscient que de ma propre conscience, je crois que la conscience est affaire de degré, mais la capacité de porter un jugement qui, je l'affirme, est la marque de la conscience est une chose pour laquelle il n'existe pas forcément de procédé algorithmique précis » (Penrose) ; bien au contraire : « Le phénomène de la conscience est le seul capable de donner une existence effective à un univers "théorique" supposé ! » (Penrose)

Pour Edelman (1989), « la volonté exige qu'il y ait conscience d'un objectif et aptitude à commander l'action ».

Mais, « comment se fait-il qu'une conscience, par action de la volonté, influence effectivement le mouvement des choses matérielles ? Le cerveau » (Penrose 1989).

Selon l'hypothèse neurophysiologique, la « volonté » modifie l'activité spatio-temporelle du réseau neuronal en exerçant des « champs d'influence » spatio-temporels qui produisent une action effective : « L'intention mentale a effectivement une action neurale en augmentant momentanément la probabilité d'exocytoses au niveau de synapses dans certaines aires corticales par sélection quantique. » (Eccles 1994)

L'idéation mentale pure (Ingvar 1989) active certaines régions corticales (comme cela a été montré par les nouveaux moyens techniques telle la tomographie axiale par émission de positrons) et l'intention du mouvement se produit environ 200 ms avant le mouvement (Libert 1990), ce qui pourrait offrir une ébauche de solution à « comment la conscience contrôle le cerveau » (Popper, Eccles 1977) ; mais l'unicité de la conscience ou de l'âme provient d'un autre niveau de réalité (Eccles 1994).

Aujourd'hui les neurosciences se posent la même question de la conscience de Soi, du sentiment de Soi qu'il y a deux siècles, qu'on pourrait reformuler ainsi : pour qu'un Self puisse exister, une certaine continuité des expériences mentales est nécessaire. Mais la question de savoir ce qui pourrait donner au cerveau un moyen naturel d'éprouver la référence singulière et stable, que nous appelons Soi, est restée sans réponse :

« Les événements cérébraux ne fournissent pas la moindre explication quant à notre expérience la plus ordinaire : le monde visible perçu comme une entité globale d'instant en instant » (Eccles 1994) :

« Comme Pascal l'a merveilleusement écrit avant moi, chacun de nous vient au monde en tant qu'être unique, en un temps et un lieu qui échappent à l'entendement. » (Eccles 1994)

Bien des raisons, dont certaines profondément ancrées dans notre histoire inconsciente, expliquent pourquoi il est si difficile, sinon impossible, d'accepter l'idée que le monde réel, le monde que décrivent la physique, la chimie et la biologie comporte un élément subjectif irréductible (Searle 1997).

L'approche de la psychologie scientifique tente de surmonter l'impossibilité à substantiver le sujet et à saisir la connaissance qu'elle a divisée en deux, comme produit physiologique et comme conscience.

L'expérience, celle qui donne à l'homme sa maturité, on peut l'« avoir » alors que l'expérience de l'homme de science on ne peut que la « faire ».

La subjectivité n'est que la capacité de celui qui parle à se poser en qualité de « je », transcendance du « je » linguistique par rapport à toute expérience possible ?

« Cette subjectivité, qu'on la reconnaisse en phénoménologie ou en psychologie, n'est que l'événement d'une propriété fondamentale du langage. » (Benveniste)

Si le sujet est celui qui parle, ce n'est pas en lui qu'il faut chercher le statut de l'expérience ; au contraire, la constitution du sujet dans le langage est déjà expropriation de cette expérience – muette – dans la parole.

Agamben l'appelle enfance (in-fans) avant le langage, qui n'est pas dans un sens chronologique : « L'expérience est la simple différence entre humain et linguistique. » Sur cette différence s'ouvre la possibilité d'histoire. Cette enfance (in-fans) ne peut pas être cherchée avant et indépendamment de la parole dans une réalité psychique, mais, justement parce qu'il y a une in-fance, le langage ne peut se présenter comme vérité, mais comme lieu où l'expérience devient vérité.

Faire expérience engage à en parler.

L'expérience est le mystère (de la racine grecque « my » – avoir la bouche fermée – ; la connaissance des « mystères » était pour les grecs le seul savoir où expérience et connaissance était réunies, mais c'était aussi un savoir indicible) que chacun devine comme insaisissable.

Dès la critique de la psychophysiologie, Bergson cherchera à cueillir la « vie » dans une « expérience pure », alors qu'Husserl contestera à la psychologie la capacité de saisir la donnée originaire de l'expérience de la conscience : « L'origine pour la conscience est constituée par l'expérience pure et, pour ainsi dire, muette, qui pour la première fois doit être conduite à l'expression pure de son propre sens. »

L'expérience serait-elle muette ?

D'un point de vue général, il faudrait dire de la psychologie du XXe siècle qu'elle cherche à dépasser l'opposition kantienne entre moi transcendantal et empirique et que, dans la tentative d'une substantialisation du sujet, elle construit le mythe d'un sujet psychosomatique qui réaliserait en chair et en os l'union entre « *nous* » (l'esprit en grec) et psyché. « *Nous* » et psyché, sujet de l'expérience et sujet de connaissance, absolue et divine, étaient pour les Grecs séparés comme nous l'avons dit. L'expérience n'avait pas sa corrélation dans la connaissance mais dans le récit, la parole, le conte, dans l'échange symbolique qui devait reconnaître l'autorité de l'expérience.

Pour la science moderne, au contraire, expérience et connaissance sont réunies ; ou, tout au moins, l'expérience est la voie, la méthode vers la connaissance. Mais ceci suppose un sujet unique, auquel connaissance et expérience se réfèrent, et ce nouveau sujet n'est autre que leur coïncidence en un point d'Archimède abstrait : l'ego cogito de Descartes (Agamben).

En hébreu, au contraire, la racine « MI » de mystère, « muet », etc., s'articule avec la racine « MA », qui signifie « matière », « mère » ; Dieu, le premier jour de la création, distingua les eaux du dessus « M. », de celles du dessous « MA » ; cette distinction n'est pas séparation mais possibilité de dialogue, de création, et indique le chemin de l'homme : d'Adam, « Ma », homme d'en bas, à Elohim, « Mi », homme d'en haut.

La médecine, comme la psychologie, la philosophie ou la psychanalyse, sont des discours rationnels, dont on ne nie pas l'utilité pratique, mais elles ne sont pas exhaustives (ni du point de vue de la connaissance, ni de celui de l'expérience du corps).

Ce qui nous engage à essayer d'en parler…

Méthodologie

Ce livre recueille les paroles de femmes qui consultent pour infertilité primaire. Paroles guidées par un questionnaire, mais libres dans leurs réponses.

Les patientes interrogées sont des femmes qui se sont présentées à la consultation de stérilité d'un des Centres Hospitaliers Universitaires de la ville de Milan et qui ont accepté de raconter leur vécu. Leurs propos ont été enregistrés et les textes ont été transcrits et analysés mot par mot.

Pour pouvoir mieux suivre et comprendre les réponses des femmes et les différentes nuances de signification contenues dans ces réponses, nous allons parcourir de nouveau brièvement la genèse de cette enquête et les principales phases qui ont conduit au choix de ce champ d'étude et à la formulation du questionnaire.

Cette recherche commence au moment du recours au spécialiste, ce qui implique la reconnaissance officielle du problème et sa dénomination : consultation pour stérilité.

S'il est tout à fait normal de consulter d'abord son médecin traitant ou son gynécologue pour des problèmes d'infertilité, cette première approche n'est souvent qu'une étape qui, comme l'a montré l'enquête, débouche généralement sur la demande d'une prise en charge dans un centre spécialisé.

J'ai donc choisi un service de gynécologie obstétrique d'un Centre Hospitalo-Universitaire de Milan (qui est parmi les plus connus de la ville et qui propose des consultations spécialisées) et la consultation pour l'infertilité.

Pour ce qui est de l'élaboration du questionnaire, nous avons suivi une procédure classique, dont les étapes ont été :

– rencontres de pré-enquête ;

– élaboration de la première version du questionnaire ;

– vérification à l'aide de tests auprès des patientes du premier questionnaire ;

– et élaboration du questionnaire final.

Quelques rencontres préliminaires avec une vingtaine de personnes et environ une dizaine de médecins traitants ont permis de cerner les objectifs et de dresser ainsi une première ébauche de questionnaire, qui a été par la suite remaniée et perfectionnée jusqu'à sa forme définitive grâce à une pré-enquête auprès d'une cinquantaine de personnes.

Au total, le questionnaire a été présenté à 120 sujets, et si nous en avons gardé 39 c'est le résultat d'un choix et d'une définition précise de l'échantillon.

À l'origine, en fait, le questionnaire a été présenté à toutes les femmes qui venaient à la consultation hospitalière spécialisée et qui étaient disposées à y répondre.

L'exclusion de certaines d'entre elles a été faite sur la base de données clinique (les dossiers, en fait, n'étaient pas consultés avant la rencontre pour n'influencer en aucune façon, même involontairement, les enquêtes) : les cas de stérilité médicalement irréversibles et déjà reconnus ont été exclus. Ont été exclus ensuite les sous-groupes suivants : les femmes qui avaient subi des avortements répétés, celles qui avaient souffert d'infertilité mais qui étaient déjà enceintes au moment du test et tous les cas d'infertilité secondaire.

La décision a été prise en raison de la différence dans la représentation de la stérilité lorsqu'il y a eu au moins une fois une expérience de grossesse, même seulement un début ; on peut dire la même chose des femmes qui ont déjà eu un enfant (parfois mort en périnatal, ou malformé, etc.) et qui développent une infertilité secondaire.

On déplore le manque de temps et de moyens pour gérer aussi ces cas et présenter les résultats avec les différentes tonalités que la représentation de l'infertilité prend pour ces groupes.

De toute façon les entretiens et les rencontres préliminaires effectués avec ces patientes, même si elles ne rentrent pas dans le champ restreint de l'enquête, sont utilisés pour orienter la compilation du questionnaire final et éclairer à travers leurs différences les résultats obtenus.

La définition précise de l'échantillon nous a amenée à le réduire à un seul groupe de sujets, avec infertilité primaire.

On pourrait ainsi objecter qu'il n'y a pas de groupe contrôle et que l'uniformité de l'échantillon décrit n'est pas représentatif des différents niveaux sociaux, économiques, religieux, etc. Mais ceci n'est pas, et ne voulait pas être, une étude statistique.

Les caractéristiques sociales et économiques sont rassemblées dans l'annexe 3. Pour le questionnaire (Annexe 1) sur l'image du corps nous avons utilisé le test de Cristina Maggioni qui est en annexe 2. Nous avons aussi repris, au moins en partie, un questionnaire utilisé dans les recherches de Jodelet et Ohana de l'École des Hautes Études en Sciences Sociales sur la représentation du corps dans les différentes classes sociales ; ce questionnaire a constitué une importante référence quand on parle de population générale. Il concernait 462 sujets, 253 femmes et 209 hommes. La comparaison entre ces données et les résultats de notre recherche a permis de mieux saisir l'originalité absolue de la représentation du corps chez les patientes infertiles interrogées. Le test de l'image du corps a été ensuite testé sur différentes populations de femmes avec des problèmes gynécologiques différents (anorexie, douleurs pelviennes, etc.) ce qui nous a permis de le valider et de l'enregistrer (droits réservés Cristina Maggioni.)

Le questionnaire est conçu sous forme d'un entretien.

Il y a des questions fermées et des questions ouvertes.

L'entrevue commençait toujours par une introduction explicative du but de la recherche. Généralement à la fin de la consultation médicale, il était proposé aux femmes de rester pour « parler » de leur problème avec un chercheur en psychologie ou, si elles préféraient éventuellement, de revenir un autre jour.

L'ordre des questions était celui présenté dans l'annexe 1, sauf exception.

La présentation du questionnaire était longue, de une à deux heures.

Au début de l'enquête, on craignait que cette longueur ne décourage les personnes interrogées.

Il s'est avéré au contraire qu'une telle enquête intéressait les patientes et que l'écoute de leur histoire clinique sous forme autobiographique leur inspirait confiance, leur donnait le sentiment d'être écoutées et aussi le désir de mieux se faire connaître.

Quelques-unes ne cachaient pas leur reconnaissance de pouvoir s'exprimer, l'une d'elles a même demandé à pouvoir revenir.

L'entretien se déroulait dans un cadre médical, l'enquêteur était en blouse blanche mais jamais le gynécologue n'a assisté à l'entretien. D'autre part, les patientes interrogées avaient la garantie du secret professionnel sur les informations recueillies.

La présentation du questionnaire devenait presque une parenthèse dans un long dialogue ou même un monologue de leur part dans un climat agréable.

La présence du partenaire, qui accompagnait quelques fois les femmes à la consultation, admise dans les rencontres de la préenquête, n'a plus été acceptée par la suite en raison de la distorsion introduite par le caractère défensif ou polémique, si l'on peut dire, que revêtait alors la rencontre.

Je regrette de ne pas avoir eu le temps d'étudier les relations entre conjoints. On avait l'impression que les femmes avaient un autre langage en présence du conjoint. Dans ce cas c'était souvent un dialogue (ou une discussion) entre partenaires qui se créait et le questionnaire n'était que le prétexte. Puisque mon rôle, et mon intérêt, n'était pas de faire une thérapie familiale, les femmes ont été invitées à répondre seules au questionnaire.

Tous les entretiens ont été enregistrés. Un premier travail a consisté à rédiger un inventaire de thèmes possibles en relation avec les différentes questions de l'entretien. L'analyse du contenu a été faite à partir des réponses à toutes les questions. Tous les thèmes importants par leur fréquence, leur forme particulière d'expression, ou le contenu affectif qui les accompagnaient ont été regroupés en catégories.

Des grilles ont été ensuite constituées pour chaque catégorie à l'intérieur desquelles les thèmes ont été classés.

La technique d'analyse des contenus permet d'extraire et généraliser à partir des discours personnels. Nous avons pris en considération les termes, les thèmes exprimés dans chaque réponse, les thèmes qui se référaient à la demande analysée, le rapport entre les thèmes, l'évaluation de ces derniers en constructions plus ou moins pertinentes qui expriment les connexions logiques et symboliques référées à la question, c'est-à-dire leur organisation.

Il est évident que cette méthode a aussi ses limites ne serait-ce que par le fait de passer du personnel au général, du qualitatif au quantitatif, de l'expression singulière d'un sujet à une appréciation quantitative des réponses obtenues en vue d'un codage.

Il faut noter que les femmes ont été interrogées à l'intérieur de l'institution médicale (même si aucune différence n'a été notée entre public et privé). D'autre part, c'était un but de cette recherche de connaître les représentations du corps médiatisées par la médecine. Afin de mieux contrôler ces limites et de valider leurs affirmations, nous avons consulté, après avoir terminé l'enquête, les dossiers cliniques.

Il faut encore ajouter qu'un questionnaire pré-établi a ses avantages et ses inconvénients bien connus. S'il aide à entrer en relation, à forcer les réticences, s'il fournit une base de départ au dialogue et une possibilité d'uniformiser les réponses en vue d'un codage, il n'est pas toujours facile de s'y tenir.

Il y a des questions sans réponse, d'autres qui n'ont pas été posées car le dialogue suivait une autre voie, d'autres questions auxquelles il a été répondu en parlant d'autres choses.

Il s'est révélé très utile d'avoir enregistré les entretiens.

Mais il y a encore une « variabilité » individuelle car chaque femme se présente avec son histoire, son passé et ses désirs. Nous avons choisi de rester fidèle à leur parole et de traiter ce matériel en vue de déterminer les représentations qui organisent la construction du discours des femmes infertiles en cherchant les images et le sens de cette construction.

Par ailleurs, l'étude de ces représentations a permis de mettre en évidence le système de représentations sociales qui caractérise la pensée des femmes infertiles, les valeurs qui les sous-tendent et les attitudes qui les déterminent, et surtout la construction de l'image du corps qui se fait dans un parcours médical, et qui, au fond, n'est que l'image de soi.

Annexe 1
Questionnaire

Le parcours

– Racontez votre histoire
– Y a-t-il eu un moment où vous vous êtes dit : « Je vais consulter un médecin » ?
– Quand avez-vous pris cette décision d'avoir recours au médecin ?
– Pourquoi avez-vous décidé de consulter pour infertilité ?
– Qu'attendiez-vous du médecin ?
– Qui vous a adressée à ce centre ?
– Vous êtes-vous adressée à d'autres gynécologues ou d'autres services avant de venir ici ?
– Avez-vous eu des traitements médicaux ou chirurgicaux auparavant ?
– Depuis combien de temps êtes-vous mariée ou vivez-vous avec votre partenaire ?
– Depuis quand désirez-vous un enfant ?
– Avez-vous décidé ensemble de consulter ?
– Qu'attendiez-vous de la première consultation ?
– Que pensez-vous maintenant ?

Les causes

– Vous êtes-vous déjà fait une idée de ce qui pourrait expliquer qu'une femme ne puisse pas avoir d'enfant ?
– Vous êtes-vous déjà fait une idée, personnellement, de ce qui pourrait expliquer que vous n'êtes pas enceinte ?
– Selon vous, s'agit-il de facteurs physiques ou psychologiques ?
– Connaissez-vous les raisons pour lesquelles une femme ne réussit pas à avoir un enfant ?
– Lisez-vous des livres, des revues, faites-vous des recherches sur ce sujet ?
– Selon vous, est-ce que le stress, le travail, l'ambiance familiale peuvent influencer le fait de ne pas avoir d'enfant ?
– Pensez-vous que votre mode de vie a une influence ?

- Pensez-vous que prendre des vacances pourrait être bénéfique ?
- Selon vous quelles sont les causes de votre problème ?
- Quelle est l'importance de l'hérédité ?

La maladie
- L'infertilité est-elle une maladie ?
- Si oui, pourquoi ?
- Si non, qu'est-ce que c'est ?
- Êtes-vous en bonne santé actuellement ?

Les traitements
- N'avez-vous jamais pensé : « Si j'avais suivi ce traitement ou si j'avais fait telle ou telle “chose” j'aurais réussi à avoir un enfant » ?
- Que pensez-vous des traitements suivis précédemment ?
- Qu'est-ce qui pourrait favoriser une grossesse ?
- Que voudriez-vous que l'on vous propose comme solution à ce problème ?

Les examens
- Quels examens avez-vous faits pour ce problème ?
- Seriez-vous prête à faire n'importe quel examen ou traitement pour avoir absolument un enfant ?

Les rapports sexuels
- Cherchez-vous à concentrer les rapports dans la période où vous savez que vous êtes féconde ?
- Quand vous avez des rapports sexuels pensez-vous à l'enfant, à la grossesse, à la conception ou à rien de tout cela ?
- Existe-t-il selon vous une relation entre le fait d'avoir des rapports sexuels satisfaisants et la possibilité d'une grossesse ?
- Selon vous une femme frigide peut-elle être enceinte ?

L'enfant
- Que signifie pour vous avoir un enfant ?
- Quand avez-vous décidé d'avoir un enfant ? et pourquoi ?
- Avez-vous attendu le mariage pour commencer à vouloir un enfant ?
- Est-ce que vous imaginez votre enfant ? le voyez-vous physiquement ?
- Vous y pensez beaucoup ?

– Vous l'imaginez comment ?
– Est-il l'objet de vos rêves ?

La conception
– Si vous deviez expliquer comment se passe la conception, comment l'expliqueriez-vous ?
– Pendant le rapport qu'est-ce que vous imaginez ?

La grossesse
– Quelle est votre idée de la grossesse ?
– Vous imaginez-vous enceinte ?
– Si oui, comment est-ce ?
– Voyez-vous la grossesse comme un moment qui pose problème, qui est difficile ou qui est plutôt tranquille ?
– Vous est-il arrivé de vous rêver enceinte ?

L'accouchement
– Que pensez-vous de l'accouchement ?
– Comment l'imaginez-vous ?
– Vous est-il arrivé de rêver que vous assistiez à un accouchement ou que vous accouchiez vous-même ?
– Votre mère vous a-t-elle raconté votre naissance ? Que vous a-t-elle dit ? quelle est votre place dans la fratrie ? Vous a-t-elle parlé de la naissance des autres enfants ?
– Des amies vous ont-elles raconté quelque chose de leur accouchement ? En quels termes ?
– Quel est le moment le plus beau de l'accouchement ? pourquoi ?
– Demanderiez-vous à votre mari d'assister à l'accouchement ? pourquoi ?

Les autres et vous
– Que disent vos parents de vos difficultés à avoir un enfant ? Et les parents de votre conjoint ?
– Est-ce que cette difficulté à avoir un enfant a une influence sur vos relations avec les voisins, les amis, la famille ?
– Parlez-vous de ce problème avec vos amis, vos proches ?
– Ce parcours pour avoir un enfant a-t-il modifié votre caractère ?
– Pensez-vous avoir changé ? dans quelle mesure ?

Annexe 2
Questionnaire sur l'image du corps*

Toutes les questions sont ouvertes, aucune suggestion ne peut être proposée.
Pour la codification consultez l'auteur.

Body Image Test*
Test de l'image du corps, tous droits réservés Cristina Maggioni.

A- *Body consciousness.* Conscience du corps
Question: *When are you aware of your body?*
Y a-t-il des moments où vous prenez conscience de votre corps ? Si oui quand ? (donner des exemples.)

B- *Pleasant feelings.* Sensations agréables
Question: *Report examples of pleasant feelings*
Pouvez-vous donner des exemples de sensations physiques agréables ?

C- *Unpleasant feelings.* Sensations désagréables
Question: *Report examples of unpleasant feelings.*
Pouvez-vous donner des exemples de sensations physiques désagréables ?

D- *Body image.* Image du corps
Question: *Do you look at yourself in the mirror? When? Do you like your body image?*
Vous regardez-vous dans la glace ? Si oui, quand ?
Que pensez-vous de votre corps, de votre aspect physique ?
Quel est l'avis le plus important dans l'évaluation de votre image corporelle ? (votre mari, vous-même, la publicité, etc.)
En présence des autres êtes vous gênée de parler de zones particulières du corps ? Et avec votre partenaire?

E - *Autonomy – control.* Autonomie, contrôle
Question: *My body is like? choose among a tree, an animal or a factory.*
Si vous deviez comparez votre corps à un arbre, un animal, une usine, que choisiriez-vous ? pourquoi ?

F- *Imaginary attacks to the body.* Atteintes imaginaires
Question: *What are you afraid may happen to your body?*
Qu'est-ce que vous redoutez le plus qui puisse arriver à votre corps ?

G- *Imagine inside the body and organs.* Le corps interne
Question: *Which organ is the most important one?*
Quel est l'organe le plus important ? Pourquoi ?

Question: *Would you be curious to see inside your body? How do you imagine it?*
Aimeriez-vous regarder à l'intérieur de votre corps ? Si oui, pourquoi ? si non, pourquoi ? Comment imaginez-vous l'intérieur du corps ?

H- *Bodily concerns. Limitations.* Le corps obstacle
Question: *Do you ever feel your body to be an obstacle?*
Y a-t-il des moments où vous percevez votre corps comme un obstacle ? Et dans le passé ?

I- *Personal thoughts about body image*
Question: *Several questions are asked regarding stress, family, vacations and the relationship between these factors and personal health.*
Pensez-vous que votre corps est comme il est parce que vous en avez hérité comme cela ou qu'il est le résultat de votre mode de vie, de l'alimentation, de vos habitudes ? Pensez-vous que le stress puisse influencer votre santé ?

J- *Body care.* Interêt pour le corps
Question: *Do you play a sport?*
Faites-vous du sport ? Avez-vous une activité physique ? Laquelle ? Combien de fois par semaine ?

Question: *Do you take care of your body?*
Prenez -vous soin de votre corps ? (soins esthétiques, massages, etc.)

Question: *Are you interested in any of the health programs on TV, Internet, journals?*
Lisez-vous la presse médicale, regardez-vous les émissions sur la santé à la télévision ? Aimez-vous le fitness, les régimes, les magazines de santé ? (si oui lesquels)
Aimez-vous chercher vos connaissances en matière de santé sur Internet ?

Question: *When you do not fell well, do you see a doctor?*
Quand vous n'allez pas bien, allez-vous voir un médecin rapidement ? Y a-t-il des maladies que vous soignez vous-même ?

Question: *Do you think that stress or psychological stress (anxiety, depression) can cause diseases?*
A votre avis, est-ce que le stress, les problèmes psychologiques peuvent provoquer des maladies ?

Merci d'avoir répondu à ces questions.

Annexe 3 – Les patientes

	âge	lieu de naissance	lieu de résidence	attente d'un enfant	durée du mariage	profession	entretien n° :
1	30	Bari	province de Milan	3 ans	6 ans	employée	101
2	36	Milan	province de Milan	2 ans	3 ans	employée	111
3	27	Milan	province de Milan	2 ans	5 ans	employée	110
4	34	Bari	province de Milan	6 ans	6 ans	sans profession	104
5	28	Foggia	province de Milan	3 ans	5 ans	sans profession	16
6	30	province de Rovigo	province de Milan	2 ans	9 ans	employée	17
7	20	Milan	Milan	2 ans	2 ans	sans profession	18
8	34	Come	province de Milan	3 ans	6 ans	sans profession	19
9	28	Milan	Milan	5 mois	1 an	employée	20
10	25	Milan	Milan	4 ans	6 ans	ouvrière	30
11	39	Novare	Novare	7 ans	8 ans	employée	36
12	35	Campobasso	Milan	12 ans	14 ans	commerçante	106
13	28	Milan	Milan	3 ans	5 ans	employée	107
14	33	province de Rovigo	province de Bergame	5 ans	6 ans	infirmière	1
15	24	Potenza	province de Varese	5 ans	5 ans	sans profession	117
16	33	Foggia	province de Milan	4 ans	7 ans	sans profession	34
17	28	Bari	Milan	1 an	5 ans	employée	37
18	33	Varese	province de Milan	6 ans	10 ans	employée	38
19	26	province de Foggia	province de Milan	1 an	3 ans	employée	40
20	31	province de Milan	province de Milan	5 ans	5 ans	professeur	15
21	30	province de Ferrara	province de Milan	7 ans	8 ans	commerçante	14
22	23	Brésil	Milan	1 an	3 ans	sans profession	13
23	30	province de Chieti	Chieti	1 an	1 an	ouvrière	116
24	30	Come	province de Come	3 ans	9 ans	ouvrière	7
25	31	Milan	province de Milan	18 mois	6 ans	professeur	8
26	27	province de Rovigo	province de Milan	7 ans	7 ans	auxiliaire	9
27	34	Pavie	Milan	4 ans	9 ans	enseignante	10
28	29	Vicenza	Vicenza	6 ans	10 ans	assistante	32
29	33	Tarante	province de Varese	11 ans	11 ans	ouvrière	33
30	32	Tarante	Milan	2 ans	3 ans	auxiliaire	35
31	39	Pavie	Pavie	5 ans	7 ans	ouvrière	103
32	25	province de Milan	province de Come	2 ans	4 ans	institutrice	105
33	23	Foggia	Milan	4 ans	1 an	ouvrière	113
34	34	Milan	Milan	3 ans	5 ans	employée	102
35	32	province de Come	province de Milan	8 ans	8 ans	ouvrière	112
36	29	province de Milan	province de Varese	8 ans	8 ans	employée	115
37	27	province de Brescia	province de Milan	2 ans	2 ans	ouvrière	118
38	35	province de Cremone	province de Cremon	2 ans	9 ans	employée	3
39	33	Vicenza	Vicenza	4 ans	4 ans	enseignante	114

Bibliographie

Dans le texte sont donnés entre parenthèses des noms de spécialistes des problèmes traités. De telles indications ne prétendent pas fournir une information exhaustive, mais seulement donner une indication de principe pour établir un cadre de référence théorique.
Pour chaque chapitre sont indiquées les indications bibliographiques utilisées pour la rédaction du texte et utiles pour sa compréhension. Lorsqu'un même auteur ou un même texte est utilisé dans plusieurs chapitres, il est cité une seule fois, dans la bibliographie du chapitre où il apparaît pour la première fois, à moins qu'il ne soit explicitement rappelé dans le texte.

Chapitre I
Un enfant pourquoi ?

Alberoni E., *Morale e sessualità*, Panorama, 6 settembre, 1977.

Almodavar J.-P., *Baisse de la fécondité et désir d'enfant : une hypothèse psychologique*, Le groupe familial, 84, 1979.

Ariès P., *Histoire des populations françaises et de leur attitude devant la vie depuis le XVIIIe siècle*, Paris, Seuil, 1971.

Ariès P., *L'enfant : la fin d'un régime*. Autrement, 3, 1975.

Bastide H., Girard A., *Attitudes et opinions des Français à l'égard de la fécondité et de la famille*, Population, 4-5, 1975.

Biraben J.N., Dupaquier J., *Les berceaux vides de Marianne*, in *L'avenir de la population française*, Paris, Seuil, 1981.

Blake J., *Are baby consumer durable ?,* Population Studies, March, 1968.

Blurton Jones N.G., in M.P. Richards, *The integration of a child into a social world*, Cambridge, Cambridge University Press, 1974.

Brody S., *Patterns of mothering*, New York, International University Press, 1956.

Busfield J., *Ideologies and reproduction*, in M.P. Richards, *The integration of a child into a social world*, Cambridge, Cambridge University Press, 1974.

Bydlowski M., *La dette de vie. Itinéraire psychanalytique de la maternité*, Paris, PUF, Le Fil rouge, 1997.

Bydlowski M., *Je rêve un enfant. L'expérience intérieure de la maternité*, Paris, Editions Odile Jacob, 2000.

Chasseguet-Smirgel J., *La sexualité féminine*, Paris, Payot, 1964.

Chombart de Lauwe M.J., *La transmission sociale des catégorisations relatives au sexe*, in *La condition féminine*, Paris, Ed. Sociales, 1978.

Clerget J., *Fantasmes et masques de grossesse*, Lyon, Presse Universitaire de Lyon, 1986.

Collomb Ph., *La diffusion des méthodes contraceptives modernes en France de 1971-1978*, Population, n. 6, 1979.

Delaisi de Parseval G., *Un enfant à tout prix*, Paris. Seuil, 1984.

Deutsch H., *The psychology of women*, New York, Grune and Sratton, 1945 (tr. fr. *La psychologie des femmes*, Etude psychanalytique, Paris, PUF, 1953-1955).

Deville J.-C., *Fécondité et urbanisation*, Paris, 1NED-PUF, 1975.

Diamantis I. *et al.*, *La mascherata*, Savelli, Perugia, 1980.

Dubost H., Bloch L., *La femme, la contraception et le désir d'enfant*, Le groupe familial, 1979, n. 84.

Duby G., Perrot M., *Histoire des femmes en Occident*, Paris, Plon, 1991.

Dupaquier J., *Politique nataliste ?,* Autrement, 35, 1981.

Evans Pritchard E.E., *Kinship and marriage among the Nuei*, London, Oxford University Press, 1951 (tr. fr. *Les Nuer*, Paris, Gallimard, 1994).

Flandrin J.-L., *Conception naissances. Tailles des familles d'autrefois*, in Le groupe familial, 84, 1979.

Foucault M., *Histoire de la sexualité; La volonté de savoir*, Paris, Gallimard, 1976.

Freud S., *Jenseits des Lustprinzips*, GW, 1920 (tr. fr. *Au-delà du principe de plaisir*, in Essais de psychanalyse, Paris, Payot, 1951).

Freud S., *Zur Einfürung der Narcissismus*, GW, X, 1914 (tr. fr. *Pour introduire le narcissisme*, in La vie sexuelle, Paris, PUF, 1989).

Fresel P., *L'avortement*, Population, 3, 1980.

Gelis J., Laget M., Morel M.F., *Entrer dans la vie*, in *Naissance et enfance dans la France traditionnelle*, Paris, Gallimard, 1978.

Gillihan Seth J., Farah Martha J., *Is self special ? A critical review of evidence from experimental psychology and cognitive neuroscience,* Psychological Bulletin, vol. 131 n. 1, 76-97, January2005.

Harlow H.F., *The maternal affectional system.* Determinants of Infants Behaviour, B.M. Foss, 1963.

Hawthom G., Busfield J., *Some social determinants of family size*, University of Essex, 1968.

Heatherton Todd F., Neil Macrae C., Kellay William M., *A self less ordinary: the medical prefrontal cortex and you,* in Cognitive Neurosciences III, Michael S. Gazzaniga, MIT Press, 2004.

Kniebiehler Y., Fouquel C., *Histoire des mères du Moyen Age à nos jours*, Paris, Hachette, 1982.

Laplanche J., Pontalis J.-B., *Fantasme originaire, fantasme des origines, origine du fantasme*, Temps Modernes, avril 1964.

Langevin A., *A ton âge*. Autrement, 35, 1981.

Lebovici S., *Les interactions fantasmatiques*, Revue de médecine psychosomatique, 1994, n. 37/38, 39-50.

Lebovici S., *Psychiatrie de l'enfant*, 1994, XXXVII, 2, 415-427.

Lebovici S., Stoleru S., *L'interaction parents-nourrissons*, in Lebovici S., Diatkine R., Soulé M., *Nouveau traité de psychiatrie de l'enfant et de l'adolescent, vol.1*, p. 335, Paris, Quadrige/PUF, 2004.

Lemaire J., *Le couple, sa vie, sa mort*, Paris, Payot, 1978.

Lemoine Luccioni E., *Partage des femmes*, Paris, Seuil, 1977.

Leridon H., Sardon O.P., *La contraception en France en 1978*, Population, dic., 1979.

Liberman Matthew D., Eisenberg Naomi I., *Conflict and habit: a social cognitive neuroscience approach to the self,* Psychological Perspectives on Self and Identity, vol. 4, A. Tesser, J.V. Wood and D.A. Stapel, American Psychological Association, 2005.

Lorimer F., *Culture and human fertility*, Paris, Unesco, 1954.

Macintyre S., *Who wants babies*, in *Sexual divisions and society*, London, Tavistock, 1976.

Marcos H., *Devenir mère*, Le groupe familial, n. 84, 1979.

Mathieu N.C., *Homme culture et femme nature ?,* L'Homme, 13, 1973.

Mead M., *Human Reproduction, Male and Female*, New York, William Morrow, 1949 (tr. fr, *L'un et l'autre sexe,* Paris, Gallimard, 1988).
Monnier A., *La naissance d'un enfant : incidence sur les conditions de vie des familles,* Paris, 1NED-PUF, 1977.
Roussel L., *Dimension idéale de la famille, fécondité et politique démographique*, Population, 6, 1981.
Roussel L., *Génération nouvelle et ménage traditionnel : enquête auprès des jeunes de 18 à 30 ans*., Population, 1979.
Roussel L., *La fécondité : sa relation à l'image de l'enfant dans la famille*, Le groupe familial, 68, 1975.
Roussel L., *Mariages et divorces. Contribution à une analyse systématique des modèles matrimoniaux*, Population, 6, 1980.
Shorter E., *Naissance de la famille moderne*, Paris, Seuil. 1971.
Soulé M., *L'enfant dans la tête, l'enfant imaginaire*, in T.B. Brazelthon, B. Cramer, L. Kreisler, R. Schappi, M. Soulé, *La dynamique du nourrisson*, Paris, E.S.F, 1983.
Sullerot E., *Le fait féminin*, Paris, Fayard, 1978.
Teper S., *Social theory and individual fertility behaviour : some issues of research orientation*, Soc. Sci. Med., London, Pergamon Press, 9, 1975.
Vallée E., *Pas d'enfant dit-elle*, Paris, Tierce, 1981.
Vegetti Finzi S., *Il bambino della notte*, Milano, Mondadori, 1995.
Vilaine de A.M. *et al.*, *Maternité en mouvement*, Montréal, éd. Saint-Martin, 1986.
De Wilde M., *Ceux qui n'en veulent pas*. Le groupe familial, n. 84, 1979.

Chapitre II
Le recours à la Médecine

Atlan H., *Entre le cristal et la fumée*, Paris, Seuil, 1979.
Augé M., *Pouvoirs de vie, pouvoirs de mort*, Paris, Flammarion, 1977.
Augé M., Herzlich C., *Le sens du mal*, Ed. des Archives Contemporaines, Paris, 1984.
Baudrillard J., *La société de consommation*, Paris, Denoël, 1970.
Bensaid N., *Autrement le même*, Nouvelle Revue de Psychanalyse, n. 17. 1978.

Berkanovic E., *Lay conceptions of the sick role*, Social Foires, 51, 53, 1972.

Briche G., *La maladie miroir de l'âme*, Autrement, n. 26, 1980.

Canguilhem G., *Le normal et le pathologique*, Paris, PUF, 1966.

Canguilhem G., *Idéologie et rationalité dans l'histoire des sciences de la vie*, Paris, Vrin, 1977.

Canguilhem G., *Une pédagogie de la guérison est-elle possible ?*, Nouvelle Revue de Psychanalyse, n. 17, 1978.

Cazeneuve J., *Sociologie du rite*, Paris, PUF, 1971.

Clavreul J., *Le désir du médecin*, Ornicar ?, 10, 48, 1976.

Cochrane A., *L'inflation médicale ; réflexions sur l'efficacité de la médecine*, Paris, Ed. Galilée, 1977.

Conrad P., *The meaning of medications : another look at compliance*, Soc. Sci. Med., vol 20, n. 1, 1985.

Crawford R., *Healthism and the medicalization of everyday life*, Int. Jour.of Health Service, X, 1980.

Dagognet F., *La raison et les remèdes*, Paris, PUF, 1964.

Derrida J., *La pharmacie de Platon*, Tel Quel, 32-33, 1968.

Dalmasso G., *La società medico-politica*, Milano, Jaca Book, 1980.

Dumenil G., Fagnani F., *Eléments d'analyse du système de santé*, Rev. Fr. des Affaires sociales, jan.-mar. 1975.

Douglas M., *Purity and danger. An analysis of concepts of pollution and taboo*, Harmondsworth, Penguin Books, 1970 (tr. fr. *De la souillure : essai sur les notions de pollution et de tabou*, Paris, Maspero, 1971).

Eliade M., *Images et symboles. Essais sur le symbolisme magico-religieux*, Paris, Gallimard, 1952.

Favret Saada J., *Les mots, la mort, les sorts de sorcellerie dans le Bocage*, Paris, Gallimard, 1977.

Foster M.G., *Disease etiologies in no-western medical systems*, American Anthropologist, 78, 4, 1976.

Foucault M., *Surveiller et punir*, Paris, Gallimard, 1975 Frankel B.G., Nuttall S., *Illness behaviour. An exploration of determinants*, Soc. Sci. Med., vol. 19, n. 2, 1984.

Freidson E., *Client control and medical practice*, Am J of Sociology, 65, 4, 1960.

Freidson E., *Profession of medicine*, New York, Dobb-Mead, Atherton 1970.

Gallagher E.B., *Lines of reconstruction and extension in the Parsonian Sociology of Illness*, Soc. Sci. Med., vol. 10, 1976.

Goldstein K., *Der aufbau des organismus*, 1931 (tr. fr. *La structure de l'organisme*, Paris, Gallimard, 1951).
Illich I., *Nemesis médicale*, Paris, Ed. du Seuil, 1975.
Lacan J., *Psychanalyse et médecine*, Lettres, 1, 40, 1967.
Lautman F., *Des médecins s'interrogent sur leurs clients*, Colloque International de Sociologie Médicale, Santé Médecine Sociologie, Inserm CNRS, 1978.
Lévi-Strauss C., *Anthropologie structurale* (1949), Paris, Plon, 1958.
Linder-Pel S., *Toward a theory of patient satisfaction*, Soc. Sci. Med., vol. 16,1982.
Maccacaro G.A., *L'inflazione medica*, Milano, Rizzoli, 1973.
Maccacaro G.A., Martinelli A., *Sociologia della malattia*, Feltrinelli, Milano, 1977.
Mannoni M. *et al.*, *Psicoanalisi e pedagogia*, Bologna, Valnoci, 1971.
Mannoni M., *Le psychiatre, son « fou » et la psychanalyse*, Paris, Le Seuil, 1970.
McCormack T., *The new criticism and the sick role*, Can. Rev. Soc. Anthr, 18, n.1, 30, 1981.
Mechanic D., *lllness behaviour, social adaptation and the management of illness*, Jour. Nerv. Ment. Dis., 165, 2, 79, 1977.
Mechanic D., *The concept of illness behaviour*, J. of Chronic Diseases, vol. XV, 1980.
Mauss M., *Sociologie et anthropologie*, Paris, PUF 1968, 1902-1950.
Oddone I., *Medicina preventiva e partecipazione*, Roma, Ed. Sindacale Italiana, 1975.
Parsons T., Fox R.C., *lllness, therapy and the modern urban family*, J. of Social Issues, VIII, 1952.
Parsons T., *Definizione di salute e malattia alla luce dei valori americani e della struttura sociale*, in Abbatecola G., Melotti U., II potere della medicina, Milano, Etas, 1977.
Parsons T., *The Social System*, Glencoe III, Free Press, 1951.
Peter J.-P., *Le corps du délit*, Nouvelle Revue de Psychanalyse, n. 3, 1971.
Prigogine I., *Entre le temps et l'éternité* (avec Isabelle Stengers), Paris, Fayard, 1988, réédité et augmenté d'une nouvelle préface en 1992, Paris, Flammarion collection Champs.
Prigogine I., Stengers I., *La nouvelle alliance*, Paris, Gallimard, 1979.

Riese W., *The conception of disease*, New York, Phylosophical library, 1953.
Segall A., *The sick role concept: understanding illness behaviour,* J. Helth Soc. Behar, 17, n. 2. 162. 1976.
Sendrail M., *Histoire culturelle de la maladie*, Toulouse, Privat, 1980.
Shuval J.T., Antonowsky A., Davies A.M., *Social functions of medical practice*, San Francisco, Jossey-Bass, 1970.
Sigerist H.E., *A history of medicine*. Oxford, Oxford University Press, 1951.
Sournia J.-C., *Les malades que l'on fabrique*, Paris, Seuil, 1977.
Szasz Th., *Mental illness as a metaphor*, Nature, 242, 305-7, 1973.
Szasz Th., *Ideology and insanity*, Harmondsworth, Penguin Book, 1970 (tr. fr. *Idéologie et folie*, Paris, PUF, 1976).
Testart J., *L'œuf transparent*, Paris, Flammarion, 1986.
Van Der Geest, *The definition of health*, Culture Medicine and Psychiatry, vol.9, n. 3, 1985.
World Health Organization, *statistical indicators for the planning and evolution of public health program*, Technical Report Séries, n.472, 1971,
Wright W., *The social logic of health*, New Brunswick N.J., Rutgers University Press, 1982.
Zola I.K., *Culte de la santé et méfaits de la médicalisation*, Médecine et Société: les années 80, Montréal, Ed. Coop. Albert Saint Martin, 1981.

Chapitre III
La recherche de la cause

Alexander F., French T.M., Pollock G.H., *Psychosomatic specificity*. vol.1, Chicago, Univ. of Chicago Press, 1968. tr fr
Bahnson C.B., Bahnson M.B., *Role of the ego defense: denial and repression in the etiology of malignant neoplasms*, Ann. N.Y. Acad. Sri. 125, 1966.
Barthes R., *Changer l'objet lui-même*, Esprit, n. 4, 1971.
Bauer J., *Constitution and disease*, New York, Grune And Stratton, 1942.
Benedek T., *Infertility as a psychosomatic defense*, Fertility and sterility 28, 2,1977.

Bernard C., *Introduction à l'étude de la médecine expérimentale*, Paris, 1865.

Blaxter M., *The causes of disease : women talking*, Soc. Sci. Med., vol. 17, 1983.

Boltanski L., *La découverte de la maladie*, Centre de Sociologie Européenne, Paris, 1968.

Bonicalzi F., *Il costruttore di automi. Descartes e le ragioni dell'anima*, Milano, Jaka Book, 1987.

Bos C., Cleghorn A., *Psychogenic Sterility*, Fertility and sterility, vol. 9, March-April 1958.

Cabanis P.J.G., *Du degré de certitude de la médecine*, Paris, 1798

Cabanis P.J.G., *Rapport du physique et du moral de l'homme*, Paris, Bechet Jeune, 1802.

Cassell A.J., *The healer's art*, New York, Lippincott, 1976.

Cassell E.J., *Disease as a 'i' : Concepts of disease revealed by patients présentation of symptoms*, Social Science And Médiane, 10, 1976.

Clavreul J., *Dall'ordine giuridico alla pratica psicoanalitica*, Il Piccolo Hans, n. 13, 1977.

Clavreul J., *L'ordre Médical*, Paris, Seuil, 1978.

Contri G., *La tolleranza del dolore*, Milano, La Salamandra, 1977.

Cook Gotay C., *Why me ?*, Soc. Sci. Med., vol. 20, 1985.

Dantzer R., *L'illusion psychosomatique*, Paris, Editions Odile Jacob, 1989.

Dumbar F., *Mind and body : psychosomatic médiane*, New York, Ed. Random House, 1947.

Engel G.L., *The concept of psychosomatic disorders*, Of Psychosomatic Research, 11, 1967

Federspil G., *Fondamenti del metodo in medicina clinica e sperimentale*, Piccin, 1980.

Fedida P., *L'anatomie dans la psychanalyse*, Nouvelle Revue de Psychanalyse, 3, 1971.

Foucault M., *Moi, Pierre Rivière…*, Paris, Gallimard, 1973.

Foucault M., *Naissance de la clinique*, Paris, PUF, 1964.

Gildea E.F., *Special features of personality which are common to certain psychosomatic disorders*, Psychosomatic Medicine, 11, 1968.

Good B.J., Good M.J.D.V., *The semantics of medical discourse*, in Mendelsohn E., Elkana Y., Sociology Of the Sciences, 5, Dordrecht, D. Reidel Publ. Co., 1981.

Helman C.G., *Social constructions of psychosomatics*, Culture Médicine And Psychiatry, 9, 1985.
Hendrick L., *Homeostasis*, in Dunbar F., *Synopsis of psychosomatic diagnosis and treatment*, St. Louis, C.V. Mosby And Company, 1948, 1980.
Héritier F., *Stérilité, aridité, sécheresse: quelques invariants de la pensée symbolique*, in Auge M., Herzlich C., *Le sens du mal*, Paris, Ed. des Archives Contemporaines, 1984.
Herzlich C., *Médecine, maladie et société*, Paris, Mouton, 1970.
Kelsen H., *Reine Rechtslehre* (tr. fr. *Théorie pure du droit*, Ed. Lgdj, collection Pensée juridique, 1999).
Kleinman A., *Patients and healers in the context of culture*, Berkeley, Univ. of California Press, 1980.
Knapp P.H., *Current theoretical concepts in psychosomatic medicine*, in Kaplan H.I., Freedman A.M., Sadock B.J., Comprehensive Textbook Of Psychiatry, vol. 2, 3 Ed., Baltimore, Williams And Wilkins, 1980.
Kubler-Ross E., *On death and dying*.
Laporte D., *Le fou de la république*, Ornicar?, n. 8-9, 1974.
Lipowski Z.J., *Review of consultation psychiatry and psychosomatic medicine*, Psychosomatic Medicine, 11, 1968.
Mc Dougall L., *Corps et métaphore*, in Nicolaidis N., Schmid-Kitsikis E., *Créativité Et Ou Symptôme*, Paris, Ed. Clancier-Guénaud, 1982.
Maggioni C., *Le regard médical*, Psychologie médicale, 14, 14, 1982.
Maggioni C., *Alterazioni dello schema corporeo in pazienti isterectomizzate*, Medicina Psicosomatica, 3, 13, 1985.
Marty P., *L'ordre psychosomatique*, Paris, Payot, 1980.
Mechanic D., *Social psychological factors affecting the presentation of bodily complaints*, New England, Journal Of Medicine, 286, 1972.
Minuchin S., Rosman B.L., Baker L., *Psychosomatic Families*, Cambridge, Harvard Univ. Press, 1978.
Pankow G., *Pathologie et image du corps*, in L'âme et Le Corps, Paris, 1961.
Peter J.-P., *Le corps du délit*, Nouvelle Revue de Psychanalyse, n. 3, 1971.
Pill R., Stott N.C.H., *Concepts of illness causation and responsability. Some preliminary data for a sample of working class mothers*, Soc. Sel. Med., vol. 16,1982.

Ricœur P., *Le symbole donne à penser*, Esprit, 1959.
Rosolato G., *Essai sur le symbolique*, Paris, Gallimard, 1979.
Said S., *Part, contrainte ou hasard ?*, Nouvelle Revue de Psychanalyse, n. 30, 1984.
Sami Ali, *Le banal*, Paris, Gallimard, 1980.
Sapir E., *Anthropologie*, Paris, Minuit, 1967.
Sapir M., *Nous sommes tous des psychosomatiques*, Dunod, 1986.
Schmale A.H., Iker H., *Psychosocial setting of uterine cervical cancer*, Ann. N.Y. Acad. Sci., 125, 1966.
Simon S., *L'interprétation des signes et la pensée causale*, in Moscovici, *Introduction à la psychologie sociale*, Paris, Larousse, 1972.
Sontag L.W., *Determinants of predisposition to psychosomatic dysfunctions and disease: problem of proneness to psychosomatic disorder*, in Dunbar F., *Synopsis of psychosomatic diagnosis and treatment*, St. Louis, C.V. Mosby And Company, 1980.
Sperber D., *Le symbolisme en général*, Paris, Hermann, 1974.
Starobinski L., *La mélancolie de l'anatomiste*, Tel Quel, n. 10, 1962.
Stiker H.I., *Corps infirmes et sociétés*, Paris, Aubier, 1982.
Telles J.-L., Pollack M.H., *Feeling sick: the experience and legitimation of illness*, Soc. Sci. Med., vol. 15a, 1981.
Weiss E., English O.S., *Psychosomatic medicine*, Philadelphia, W.B. Saunders, 1942.

Chapitre IV
Le corps handicapé

Aimez P. Ravary, *Boulimiques*, Paris, Ramsay. 1988.
Ajuriaguerra J., *Le corps comme relation*, Rev. de Psychologie pure et appliquée, 21, 2. 1962.
Angelergues R., *Réflexions critiques sur la notion de schéma corporel*, Paris, PUF, 1975.
Anzieu D., *Le moi-peau*, Nouvelle Revue de Psychanalyse, 9, 1974.
Apfeldorfer G., *Je mange, donc je suis*, Paris, Payot, 1993.
Bachelard G., *La formation de l'esprit scientifique*, Paris, Vrin, 1983.
Balint M., *Le médecin, son malade et la maladie*, Paris, PUF, 1960.
Baudrillard J., *L'échange symbolique et la mort*, Paris, Gallimard, 1976.

Baudrillard J., *Le corps ou le charnier des signes*, Topique, n. 9-10, oct., 1972.
Beaune J.-C., *L'automate et ses mobiles*, Paris, Flammarion, 1980.
Boltanski L., *Les usages sociaux du corps*, Annales, 1, 1971.
Bruch J., *Les yeux et le ventre*, Paris, Payot, 1976.
Brusset B. *et al., La boulimie*, Monographies de la Revue Française de Psychanalyse, Paris, PUF, 1991.
Dolto F., *L'image inconsciente du corps*, Paris, Seuil, 1984.
Fain M., Kreisler L., Soulé M., *L'enfant et son corps*, Paris, PUF, 1974.
Fedida P., *Corps du vide et espace de séance*, Paris. J.P. Delarge Ed. Universitaires, 1979.
Goffman E., *La mise en scène de la vie quotidienne : la présentation de soi*, Paris, Minuit, 1973.
Goffman E., *Stigmate, les usages sociaux des handicaps*, Paris, Minuit, 1975
Hinde N., *Non verbal communication*, Cambridge, Cambridge University Press, 1971.
Jodelet D., Ohana J., *Systèmes de représentation du corps et groupes sociaux*, Paris, EHESS, 1982.
Kestelberg E., Decoben J., *La faim et le corps*, Paris, PUF, 1972.
Knibiehler Y., Fouquet C., *La beauté pour quoi faire ? Essai sur l'histoire de la beauté féminine*, Paris, Ed. Temps actuels 1982.
Lacan J., *Ecrits,* Paris, Seuil, 1966.
Maertens J.T., *Le dessin sur la peau*, Paris, Aubier Montaigne, 1978.
Mc Dougall J., *Le psyche-soma et la psychanalyse*, Nouvelle Revue de Psychanalyse, 10, 1974.
Otto R., *Il sacro. L'irrazionale dell'idea di divino e la sua relazione al razionale*, Milano, Feltrinelli,1989.
Pankow G., *Sexe et image du corps dans la Psychose*, Ev. Psych., 4, 1976.
Peto A., *Body image and depression*, Int. J. of Psychoanal., 53, 1972.
Raimbault G., *Clinique du réel*, Paris, Seuil, 1982.
Raimbault G., Zygouris R., *Corps de souffrance, corps de savoir*, Lausanne, L'Age d'homme, 1976.
Raimbault G., Eliacheff C., *Les indomptables*, Paris, Editions Odile Jacob, 1989.
Rank O., *Das trauma der Geburt und seine bedeutung fur die Psychoanalyse*, Liepzig, Verlag, 1924 (tr. fr. *Le traumatisme de la naissance*, Paris, Payot, 1976).

Rodis-Lewis G., *L'anthropologie cartésienne*, Paris, PUF, 1990.
Rosolato G., *Recension du corps*, Nouvelle Revue de Psychanalyse, 3, 1971.
Safouan M., *L'échec du principe du plaisir*, Paris, Seuil, 1979.
Sami-Ali M., *Corps réel, corps imaginaire*, Paris, Dunod, 1977.
Sanchez Cardenas M., *Le comportement boulimique*, Paris, Masson, 1990.
Sapir M., *Soignant soigné : le corps à corps*, Paris, Payot, 1980.
Senarclens M. de, *Aménorrhée féminité impossible*, Paris, Masson, 1978.
Strachey A., *Remarques sur l'emploi du mot interne*, Nouvelle Revue de Psychanalyse, 9, 1974.
Stunkard A., *Obesity and the body image*, Int. Amer. J. Psychiatr., 123, 10, 1967.
Torok M., *Maladie du deuil et fantasme du cadavre exquis*, Rev. Fr. de Psychiatrie, 32, 1963.
Valabrega J.-P., *La relation thérapeutique*, Paris, Flammarion, 1962.

Chapitre V
D'où viennent les enfants ?

Abraham G., *Difficoltà sessuali femminili. Introduzione alla sessuologia medica*, Milano, Feltrinelli, 1975.
Bernard J., *Fille ou garçon à volonté. Un aspect du discours médical au XIXe siècle*, Ethnologie Française, XI, 1, 1981.
Bydlowski M., *Les enfants du désir*, Psychanalyse à l'Université, 13, 4, 1978.
Cabau A., *Pour que l'enfant paraisse*, Paris, Flammarion, 1990.
Chasseguet-Smirgel J., *La sexualité féminine*, Paris, Payot, 1964.
Dolto F., *La libido génitale et son destin*, La psychanalyse, 1, 1974.
Faure S., *Insuffisance de symbolisation, excès de sens*, Revue Fr. Psychanal., I, 1985.
Fedida P., *L'arrière mère et le destin de la féminité*, Psychanalyse à l'Université, 18, 5, 1980.
Guyotat J., *Mort, naissance et filiation*, Paris, Masson, 1980.
Irigaray L., *Ce sexe qui n'en est pas un*, Paris, Minuit, 1977.
Maggioni C., *La stérilité féminine : un problème d'inscription généalogique,* Psychologie médicale, 1989, 21, 18-22.

Maggioni C., Benzi G., *La généalogie d'une stérilité,* Revue de médecine psychosomatique, 1986, 8, 61-65.
Mimoun S., *Les maux pour le dire*, Paris, Flammarion, 1990.
Mimoun S., *Traité de gynécologie psychosomatique*, Paris, Flammarion Médecine-Sciences, 1999.
Pasini W., *Désir d'enfant et contraception*, Paris, Casterman, 1974.
Rosolato G., *L'axe narcissique des dépressions*, Nouvelle Revue de Psychanalyse, II, 1975.
Senarclens de M., *Le vaginisme et ses relations avec la dyspareunie*, Méd. et Hyg., 28, 1970.

Postface : Références théoriques
Le champ de la recherche

Anzieu D., *Le groupe et l'inconscient*, Paris, Dunod, 1975.
Augé M., *Symbole, fonction, histoire*, Paris, Hachette, 1979.
Baudrillard J., *L'échange symbolique et la mort*, Paris, Gallimard, 1980.
Boltanski J., *Consommation médicale et rapport au corps*, Cahiers du Centre de Sociologie européenne, Paris, Mouton, 1970.
Bourdieu P., *Le sens pratique*, Paris, Minuit, 1980.
Doise W., *Relations et représentations intergroupes*, dans Moscovici S., *Introduction à la psychologie sociale*, Paris, Larousse, 1972.
Douglas M., *Natural symbols*, London, Barrie & Jenkins, 1970.
Duby G., *Histoire sociale et idéologie des sociétés*, dans *Faire l'histoire*, Paris, Gallimard, 1978.
Durkheim E., *Représentations individuelles, représentations collectives*, Revue de métaphysique et de morale, 1898, in Sociologie et Philosophie, Paris, PUF, 1967.
Farr R., Moscovici S., *Social representations*, London, Cambridge University Press, 1983.
Fedida P., *Corps du vide et espace de séance*, Paris, J.P. Delarge Ed. Universitaires, Paris, 1979.
Festinger L., *A theory of cognitive dissonance*, Evarton, Row Peterson, 1957.
Foucault M., *Histoire de la folie à l'âge classique*, Paris, Gallimard, 1972.
Foucault M., *Naissance de la clinique*, Paris, PUF, 1964.

Heidegger M., *Holzwege*, Frankfurt, Klostermann, 1950 (tr. fr. *Chemins qui ne mènent nulle part*, Paris, Gallimard, 1990).

Hiemslev L., *Le langage* (tr. fr. du hollandais), Paris, Minuit, 1968.

Jaspars J., *Attitudes and social representations*, in Farr R., Moscovici S., *Social representations*, London, Cambridge University Press, 1982.

Jodelet D., *Réflexions sur le traitement de la notion de représentation sociale en psychologie sociale*, Communication-Information, vol. 6, n. 2-3, 1984.

Kaës R., *L'appareil psychique groupal*, Paris, Dunod, 1976.

Laporte D., *Le fou de la république*, Ornicar ?, n. 8-9, 1974.

Le Goff J., *Faire l'histoire*, Paris, Gallimard, 1976.

Lefevre H., *La présence et l'absence*, Tournai, Casterman, 1980.

Maisonneuve J., *Représentations du corps*, Revue Française de Sociologie, VII, 1976.

Mc Dougall J., *Corps et histoire*, IV Rencontres psychanalytiques d'Aix-en Provence, Paris, Les belles lettres, 1986.

Marcovich A., *Entre les représentations sociales du corps humain et les représentations sociales du corps social*, Thèse de Doctorat de 3e cycle, Paris, EHESS, 1982.

Mauss M., *Œuvres. Représentations collectives et diversité de civilisations*, Paris, Minuit, 1974.

Merleau-Ponty M., *Phénoménologie de la perception*, (1944) Paris, Gallimard, 1975.

Moscovici S., *Introduction à la psychologie sociale*, Paris, Larousse, 1972.

Moscovici S., *Psychanalyse, son image son public*, Paris, PUF, 1961 rééd. 2004.

Moscovici S., *La psychologie des représentations sociales*, Rev. Eur. de Sciences Sociales, t. XIV, n. 38-39, 1976.

Ostrowetsky S., *La représentation et ses doubles*, Communication-Information, vol. 6, n. 2-3, 1984.

Pasini W., *Il corpo in psicoterapia*, Milano, Raffaello Cortina, 1982 (tr. fr. Pasini W., Andreoli A., *Corps en psychothérapie*, Paris, Payot, 1993).

Piaget J., *Biologie et connaissance. Essai sur les régulations organiques et les processus cognitifs*, Paris, Gallimard, 1967.

Piaget J., *La formation du symbole chez l'enfant*, Neuchâtel, Delachaux et Niestlé, 1945.

Sami-Ali, L'*espace imaginaire*, Paris, Gallimard, 1974.
Saussure de F., *Cours de linguistique générale*, Genève- Paris, 1916.
Schlanger J., *Les métaphores de l'organisme*, Paris, Vrin, 1971.
Sontag S., *Illness as metaphor*, Farr, Sraus and Giroux, New York, 1977 (tr. fr. Sontag S., *La maladie comme métaphore*, Bourgeois, 2005).
Tajfel H., *Social categorization : cognitions, values and groups*, in Forgas J.-P., *Social cognition*, London Academie Press, 1981.
Winnicott D.W., *Le corps et le self*, Nouvelle Revue de Psychanalyse, 3, 1971.

Questions théoriques

Bachelard G., *Le rationalisme appliqué*, Paris, PUF, 1949.
Bachelard G., *Le nouvel esprit scientifique*, Paris, PUF, 1951.
Bachelard G., *La formation de l'esprit scientifique*, Paris, Vrin, 1967.
Barthes R., *Introduction à l'analyse structurale du récit, L'analyse structurale du récit*, Communications, 8, 1966.
Black M., *Models and metaphors*, London, Cornell University Press, 1962.
Boltanski L., *Prime éducation et morale de classe*, Cahiers du Centre de Sociologie européenne, Paris, Mouton, 1968.
Bonicalzi F., *La ragione cieca. Teoria della storia delle scienze e della comunità scientifica*, Milano, Jaca Book, 1982.
Bonicalzi F., *L'ordine della certezza*, Genova, Marietti, 1990.
Boyd R., Kuhn S.T., *Metaphor and thought*, Cambridge, Cambridge University Press, 1979.
Canguilhem G., *Etudes d'histoire et de philosophie des sciences*, Paris, Vrin, 1975.
Canguilhem G., *Introduction à l'histoire des sciences*, Paris, Hachette, 1970.
Closset J.-L., Viennot L., *Contribution à l'étude du raisonnement naturel en physique*, Communication-Information, vol. 6, n. 2-3, 1984.
Derrida J., *Marges de la philosophie*, Paris, Minuit, 1972.
Eliade M., *Le sacré et le profane*, Paris, Gallimard, 1965.
Favret-Saada J., *Les mots, le mort, les sorts,* Paris, Gallimard, 1977.
Feyerabend P., *Against method*, London, New Left Books, 1975 (tr. fr. *Contre la méthode*, Paris, Seuil, 1988).

Foucault M., *L'archéologie du savoir*, Paris, Gallimard, 1969.
Freitag M., *De l'objectivité donnée à sa genèse sociale*, Epistémologie sociologique, n. 15-16, 1973.
Greimas A.J., *Sémantique structurale, recherche de méthode*, Paris, Larousse, 1966.
Kuhn T.S., *The structure of scientific revolutions*, Chicago, University of Chicago Press, 1962 (*La structure des révolutions scientifiques*, Paris, Flammarion, 1983).
Lévi-Strauss C., *Anthropologie structurale*, Paris, Plon, 1958.
Lévi-Strauss C., *La pensée sauvage*, Paris, Plon, 1962.
Loux F., *Sagesse du corps : la santé et la maladie dans les proverbes français*, Paris, Maisonneuve et Levrault, 1978.
Loux F., *Pratiques et savoirs populaires, le corps dans la société traditionnelle*, Paris, Berger-Levrault, 1979.
Moles A.A., *Sociodynamique de la culture*, Paris, Mouton, 1967.
Piaget J., *Etudes sociologiques*, Genève, Droz, 1965.
Popper K.R., *Logik der Forschung*, 1935 (*La logique de la découverte scientifique*, Paris, Payot, 1973).
Popper K.R., in Annual Philosophical Lecture British Academy, 1960, rééd. 66 (tr. fr. *Des sources de la connaissance et de l'ignorance*, Paris, Rivages, 1998).
Roqueplo P., *Le partage du savoir*, Paris, Le Seuil, 1974.
Schiele B., *Note pour une analyse de la notion de coupure épistémologique*, Communication-Information, vol. 6, n. 2-3, 1984.

Qu'est-ce que le corps ?

Agamben G., *Infanzia e storia*, Torino, Einaudi, 1978 (tr. fr. Agamben G., Yves Hersant, *Enfance et histoire*, Payot, 2002).
Alquié F. *La découverte métaphysique de l'homme chez Descartes*, Paris, PUF, 1950.
Ajuriaguerra J., Angelergues R., *De la psychomotricité du corps dans la relation avec autrui*, Evolution psychiatrique, 27, 1, 1962.
Angelergues R., *Réflexions critiques sur la notion de schéma corporel*, Paris, PUF, 1975.
Anzieu A., *L'épiderme nomade et la peau psychique*, Paris, Apsygée, 1990.
Anzieu A., *Le moi-peau*. Nouvelle Revue de Psychanalyse, n. 9, 1974.

Benveniste E., *Problèmes de linguistique générale*, Paris, Gallimard, 1966.

Bergson H., *Essai sur les données immédiates de la conscience*, 1889.

Bettelheim B., *Les blessures symboliques*, Paris, Gallimard, 1971.

Bolk L., *Das Problem der Menschwerdung,* 1926 (tr. fr. *Le problème de la genèse humaine*, RFP, mars-avril 1951., tr. fr., in Arguments, 1960, 18, 3-13).

Boltanski L., *Les usages sociaux du corps*, Annales, Paris, 1971.

Bonicalzi F., *Passioni della scienza. Descartes e la nascita della psicologia*, Milano, Jaka Book, 1990.

Bourdieu P., *La distinction*, Paris, Minuit, 1979.

Changeux J.-P., *L'homme neuronal*, Paris Fayard, 1983.

Chasseguet-Smirgel J., *Corps vécu et corps imaginaire dans les premiers travaux psychanalytiques*, Rev. Fr. de Psychanalyse, 2-3, 1963.

Corraze J., *Schéma corporel et image du corps*, Toulouse, Privat, 1973.

Damasio A.R., *Descartes error : emotions, reason and the human brain*, Putnam, New York, 1994 (tr. fr. *L'erreur de Descartes : la raison des émotions*, Paris, Editions Odile Jacob, 1995).

Damasio A.R., *The feeling of what happens*, Harcourt Brace and C, New York, 1999 (tr. fr. *Le sentiment même de soi*, Paris, Editions Odile Jacob, 1999).

Dennett D.C., *Consciousness explained*, Allen Lane, Penguin, Londres, 1991 (tr. fr. *La conscience expliquée*, Paris, Editions Odile Jacob, 1993).

Derrida J., *Cogito et histoire de la folie*, Revue de Métaphysique et de morale, 1963, 460-494.

Dolto F., *L'image inconsciente du corps*, Paris, Seuil, 1984.

Eccles J.-C., *Hypothesis relating the brain-mind problem*, Nature, 168, 53-57.

Eccles J.-C., *The human mystery*, Berlin Heidelberg, Springer Verlag, 1979.

Eccles J.-C., *How the Self controls its brain*, Berlin Heidelberg, Springer Verlag, 1994 (tr. fr. *Comment la conscience contrôle le cerveau*, Paris, Fayard, 1997).

Edelman G.M., *The rememberd present a biological theory of consciousness,* New York, Basic Books, 1989.

Fedida P. *Corps du vide et espace de séance*, Paris, J.P. Delarge Ed. Universitaires, 1979.

Ferenczi S., *Œuvres complètes,* Paris, Payot, 1968.

Ferenczi S., *Correspondance Freud-Ferenczi,* Paris, Calmann-Lévy, 1990.

Foucault M., *Les mots et les choses*, Paris, Gallimard, 1966.

Freud S., Groddeck G., *Carteggio*, Milano, Adelphi, 1977.

Freud S., Breuer J., (1895), *Etudes sur l'hystérie*, Paris, PUF, coll. Bibliothèque de psychanalyse, 1973.

Freud S. (1905), *Trois essais sur la théorie de la sexualité*, Paris, Gallimard, 1962.

Freud S. (sous la dir. de) (1914), *Pour introduire le narcissisme*, in *La vie sexuelle*, Paris, PUF, coll. Bibliothèque de psychanalyse, 1982.

Freud S. (1917), *Métapsychologie*, Paris, Gallimard, 1976.

Gallagher S., *Body schema and internationality,* in Bermudez J.L. and Marcel A. (Eds.), *The body and self,* 225-244, Cambridge, MA, MIT Press, 1995.

Gantheret F., *Historique et position actuelle de la notion de schéma corporel*, Bull. de psychologie, 1, 1961.

Gantheret F., *Le corps en psychologie clinique*, Bull. de psychologie, 21, 15, 1968.

Gantheret F., *Le statut du corps en psychanalyse*, Nouvelle Revue de Psvchanalyse, 3, 1971.

Groddeck G., *Das Buch vom Es*, 1923 (tr. fr. *Le livre du ça*, Paris, Gallimard, 1963).

Gori R., *Le corps et signe dans l'acte de la parole*. Paris, Dunod, 1978.

Husserl E., *Cartesianische Meditationes und Pariser Vortrage*, 1950 (tr. fr. *Les méditations cartésiennes*, Conférences, Paris, PUF, coll. Epiméthée, 1994).

Ingvar D.H., *The principles of design and operation of the brain*, Berlin Heidelberg, Springer Verlag, 1990.

Jousse M., *L'anthropologie du geste*, Paris, Resma, 1969.

Klein M., *The psychoanalysis of children*, London, Hogarth Press, 1948 (tr. fr. *La psychanalyse des enfants*, Paris, PUF, coll. Bibliothèque de psychanalyse, 1978).

Koyrè A., *Etudes galiléennes*, Paris, Hermann, 1939.

Kristeva J., *Les gestes, pratique ou communication ?*, Langages, n. 10. 1968.

Lacan J., *Ecrits*, Paris, Le Seuil, 1966.
Leclaire S., *Psychanalyser*, Paris, Le Seuil, 1968.
Leroi-Gourhan A., *Le geste et la parole*, Paris, Albin Michel, 1965.
Lewinter R., *Groddeck et le royaume millénaire de Jérôme Bosch*, Paris, Ed. Champ libre. 1974.
Lhermitte J., *L'image de notre corps*. Nouvelle revue critique, Paris, 1939.
Libet B., *General discussion*, in *The principles of design and operation of the brain*, Berlin Heidelberg, Springer Verlag, 1990.
Maggioni C., *Les représentations sociales de la contraception,* Gynécologie et psychosomatique, 1995, 12, 21-26.
Maggioni C., *Obstétrique et psychosomatique,* 235-242, in Mimoun S., *Traité de gynécologie obstétrique psychosomatique,* Flammarion, coll. Médecine et Science, Paris, 1999.
Maggioni C., Benzi G., Santarone M.A., *La rappresentazione del proprio corpo nelle pazienti isterectomizzate,* Attualità di Ostetricia e Ginecologia, 1982, 4, 127-134.
Mc Dougall J., *Théâtres du corps*, Gallimard, Paris, 1989, Marcuse H., *Eros et civilisation, contribution à Freud*, Paris, Editions de Minuit, 1998.
Merleau-Ponty M., *Phénoménologie de la perception*, 1945, Paris. Gallimard, 1975.
Penrose R., *The Emperor's new mind*, Oxford University Press, Oxford 1989 (tr. fr. *L'esprit, l'ordinateur et les lois de la physique*, Paris, Inter Editions, 1992).
Popper K, Eccles J.-C., *The Self and its brain*, Berlin Heidelberg, Springer Verlag, 1977.
Prochiantz A., *Les anatomies de la pensée, A quoi pensent les calamars*, Paris Editions Odile Jacob, 1997.
Ramachandran V., Blakeslee S., *Phantoms in the brain,* London, Fourth Estate, 1998.
Reich W,. *Die Entdekung des Organs und die Function des Orgasmus* (tr. fr. *La fonction de l'orgasme*, Arche, 1986).
Ricœur P., *La métaphore vive*, Paris, Seuil, 1975.
Safouan M., in A.A., *Qu'est ce que le structuralisme ?*, Paris, Seuil, 1968.
Schacter D.L., Searching for memory, New York, Basic Books, 1996.
Schilder P., *The image and the apparance of the human body*, International Universities Press, 1950 (tr. fr. *L'image du corps*, Paris, Gallimard, 1968).

Searle J.R., *The mistery of consciousness*, NYREV, New York, 1997. (tr. fr. *Le mystère de la conscience*, suivi *d'Echanges avec Daniel C. Denett et David J. Chalmers*, J.R. Searle, Claudine Tiercelin, Paris, Editions Odile Jacob, 1999).

Sherrington C.S., *Man and its nature*, Londres, Cambridge University press, 1940.

Souzenelle de A., *Le symbolisme du corps humain*, Paris, Albin Michel, 1991.

Tournay A., *Le schéma corporel*, Bull. de psychologie, 18, 1-2, 1964.

Wallon H., *Espace postural et espace environnant le schéma corporel*, Enfance, 1, I, 1962.

Wallon H., *Kinesthésie et image visuelle du corps*, Enfance, 3, 4, 1959,

Wallon H., *De l'acte à la pensée*, Paris, Flammarion, 1970.

Zazzo R., *Conduites et conscience*, Neuchâtel, Delachaux et Niestlé, 1969.

Chez le même éditeur

Dans la collection Adolescence et psychanalyse

Corps malade et adolescence Irina Adomnicai, préface de Catherine Chabert

La dépression à l'adolescence, Dominique J. Arnoux, préface de Roger Misès

Entrer dans l'adolescence, le temps de la latence, François Kamel, préface de Paul Denis

La famille de l'adolescent, le retour des ancêtres, Alberto Eiguer

La passion adolescente, Elsa Schmid-Kitsikis, préface de Jean Cournut

Violence et adolescence, Philippe Gutton

Dans la collection Explorations psychanalytiques

Les contes et la psychanalyse, sous la direction de Bianca Lechevalier, Gérard Poulouin, Hélène Sybertz

Crises familiales : violence et reconstruction – Du rôle de la crise dans la structuration de la famille, sous la direction de Gérard Decherf, avec Élisabeth Darchis

Le destin en psychanalyse, sous la direction de Riadh Ben Rejeb

Facteurs de maladie, facteurs de guérison, Antonino Ferro, préface de Florence Guignard

La fête de famille, sous la direction d'Alberto Eiguer, Christine Leprince, Florence Baruch

Jouer… Le jeu dans le développement, la pathologie et la thérapeutique, sous la direction de Fabien Joly

Linguistique et psychanalyse, sous la direction de Michel Arrivé et Claudine Normand

Le meurtre du fils – Violence et générations, Jacques Bril

Le paradoxe de Winnicott, Anne Clancier et Jeannine Kalmanovitch, Préface de René Roussillon

La problématique alcoolique, Michèle Monjauze, préface de Joyce McDougall

Psychanalyse multifamiliale – Les autres en nous et la découverte du vrai soi-même, Jorge E. Garcia Badaracco, prologue d'Otto F. Kernberg, préface de Gilbert Diatkine

Psychopathologie transculturelle de l'enfant et de l'adolescent – Cliniques maghrébines, Riadh Ben Rejeb, préface de Daniel Widlöcher

D'un siècle à l'autre, la violence en héritage – Perspectives psychanalytiques et anthropologiques, Collège international de Psychanalyse et d'Anthropologie

Souffrances dans la famille – Thérapie familiale psychanalytique d'aujourd'hui, Gérard Decherf avec Laurence Knera et Élisabeth Darchis, préface de Serge Tisseron

Un théâtre intime : l'analyse, Jacques Bril, préface d'Anne Clancier

Traitement psychanalytique mère-enfant – Une approche au long cours des psychoses de l'enfant, Bianca Lechevalier, préface de Bernard Golse

Trotsky et la psychanalyse, Jacquy Chemouni

Violences sexuelles – Le soin sous contrôle judiciaire, sous la direction d'André Ciavaldini

Le visage et la voix, sous la direction d'Annie Gutmann et Pierre Sullivan

Dans la collection de la SEPEA (Société Européenne pour la Psychanalyse de l'Enfant et de l'Adolescent)

Le nourrisson savant, une figure de l'infantile,
sous la direction de Dominique J. Arnoux et Thierry Bokanowski

Psychanalyse de l'enfant et croissance psychique,
sous la direction de François Sacco et Elsa Schmid-Kitsikis

La relation mère-fille, entre partage et clivage,
sous la direction de Thierry Bokanowski et Florence Guignard

Traumatisme et contre-transfert,
sous la direction d'Annie Anzieu et Christian Gérard

Dans la collection Psycho-Polis

La démocratie peut-elle survivre au XXIe siècle ? Psychologie politique de la démocratie,
sous la direction d'Alexandre Dorna et Patrice Georget

Les logiques du terrorisme, Pierre Mannoni

Science et comportement, B.F. Skinner

Walden 2 – Communauté expérimentale, B.F. Skinner

Dans la collection Concept-Psy

Comprendre un texte – L'évaluation des processus cognitifs,
Nathalie Blanc et Denis Brouillet

Le concept d'enveloppe psychique, Didier Houzel

L'entretien en psychologie clinique, Nadine Proïa-Lelouey

La mélancolie et ses destins – Mélancolie et dépression,
Anne Juranville

La résilience – Se (re)construire après le traumatisme,
Joëlle Lighezzolo et Claude de Tychey

Le test de l'arbre – Un dessin pour comprendre et interpréter,
Lydia Fernandez

Achevé d'imprimer en juin 2006
sur les presses de la Nouvelle Imprimerie Laballery
58500 Clamecy
Dépôt légal : juin 2006
Numéro d'impression : 605227

Imprimé en France